2022年

国家医疗服务
与质量安全报告

呼吸专业分册

国家呼吸内科医疗质量控制中心　编

科学技术文献出版社
SCIENTIFIC AND TECHNICAL DOCUMENTATION PRESS
·北京·

图书在版编目（CIP）数据

2022年国家医疗服务与质量安全报告. 呼吸专业分册 / 国家呼吸内科医疗质量控制中心编. —北京：科学技术文献出版社，2023.11

ISBN 978-7-5235-0255-6

Ⅰ.①2… Ⅱ.①国… Ⅲ.①医疗卫生服务 — 质量管理 — 安全管理 — 研究报告 — 中国 — 2022 ②呼吸系统疾病 — 诊疗 — 医疗质量管理 — 研究报告 — 中国 — 2022 Ⅳ.① R197.1 ② R56

中国国家版本馆 CIP 数据核字（2023）第 216729 号

2022年国家医疗服务与质量安全报告——呼吸专业分册

策划编辑：胡 丹　　责任编辑：胡 丹　　责任校对：张永霞　　责任出版：张志平	

出　版　者　科学技术文献出版社
地　　　址　北京市复兴路15号　邮编 100038
编　务　部　（010）58882938，58882087（传真）
发　行　部　（010）58882868，58882870（传真）
邮　购　部　（010）58882873
官　方　网　址　www.stdp.com.cn
发　行　者　科学技术文献出版社发行　全国各地新华书店经销
印　刷　者　北京地大彩印有限公司
版　　　次　2023 年 11 月第 1 版　2023 年 11 月第 1 次印刷
开　　　本　889×1194　1/16
字　　　数　144千
印　　　张　6
书　　　号　ISBN 978-7-5235-0255-6
审　图　号　GS京（2023）1979号
定　　　价　68.00元

编写工作组

顾　　问　焦雅辉　郭燕红　马旭东

主　　编　王　辰　李燕明

编　　委　（按姓氏笔画排序）

姓名	单位	姓名	单位
王　玮	中国医科大学附属第一医院	陈　娟	宁夏医科大学总医院
王　和	北京医院	陈永倖	海南省人民医院
王　静	北京医院	陈余清	蚌埠医学院第一附属医院
王孟昭	中国医学科学院北京协和医院	陈荣昌	深圳市人民医院
尹　畅	国家卫生健康医院管理研究所	陈恩国	浙江大学医学院附属邵逸夫医院
石志红	西安交通大学第一附属医院	居　阳	北京医院
代华平	中日友好医院	赵建平	华中科技大学同济医学院附属同济医院
刘　丹	四川大学华西医院	胡成平	中南大学湘雅医院
刘晓菊	兰州大学第一医院	施熠伟	山西医科大学第一医院
刘辉国	华中科技大学同济医学院	顾玉海	青海省人民医院
许小毛	北京医院	高嗣法	国家卫生健康委医政司
孙佳璐	国家卫生健康委医政司	郭述良	重庆医科大学附属第一医院
孙德俊	内蒙古自治区人民医院	黄玉蓉	新疆生产建设兵团医院
杜小曼	北京医院	黄建安	苏州大学附属第一医院
李　强	同济大学附属东方医院	曹　彬	中日友好医院
李时悦	广州医科大学附属第一医院	阎锡新	河北医科大学第二医院
杨　岚	西安交通大学第一附属医院	梁宗安	四川大学华西医院
吴　琦	天津市海河医院	董　亮	山东第一医科大学第一附属医院
沈华浩	浙江大学医学院附属第二医院	韩　芳	北京大学人民医院
宋元林	复旦大学附属中山医院	谢宝松	福建省立医院
张　伟	南昌大学第一附属医院	詹庆元	中日友好医院
张　璠	北京医院	解立新	中国人民解放军总医院
张云辉	云南省第一人民医院	廖艺璇	北京医院
张晓菊	河南省人民医院	翟振国	中日友好医院
张湘燕	贵州省人民医院	魏雪梅	新疆维吾尔自治区人民医院
陈　宏	哈尔滨医科大学附属第二医院	瞿介明	上海交通大学医学院附属瑞金医院

健康是促进人的全面发展的必然要求，是经济社会发展的基础条件。实现国民健康长寿，是国家富强、民族振兴的重要标志，也是全国各族人民的共同愿望。推进健康中国建设，是全面建成小康社会、基本实现社会主义现代化的重要基础，是全面提升中华民族健康素质、实现人民健康与经济社会协调发展的国家战略，是积极参与全球健康治理、履行 2030 年可持续发展议程国际承诺的重大举措。国家卫生健康委按照党中央、国务院的战略部署，坚持以人民健康为中心，深入推进健康中国建设，制定发布了一系列政策措施，促进医疗质量安全与管理水平科学化、规范化、精细化程度不断提高。其中，我司组织编撰的年度《国家医疗服务与质量安全报告》从不同层面反映我国医疗质控安全基本情况，为各级卫生健康行政部门和各级各类医疗机构持续改进医疗质量提供了循证依据。

呼吸疾病对人类和我国人民健康造成重大危害，近 20 年的国家卫生统计数据显示呼吸疾病所致死亡高居城乡人口死亡率的第 1～4 位。呼吸专业在保障人民健康和提高医疗救助、在危重症救治和呼吸道传染性疾病防治方面等发挥着不可替代的作用。为促进呼吸专业的发展，适应实施健康中国战略的新任务、世界医学发展的新要求，国家卫生健康委委托国家健康委医院管理研究所组织成立了国家呼吸内科医疗质量控制中心，制定呼吸专业医疗质量控制指标，开展呼吸专业安全监测，在科学化、信息化的基础上，以客观数据为依托，精准指导医疗机构不断提高呼吸疾病诊疗质量和医疗技术水平。

作为《国家医疗服务与质量安全报告》的重要组成部分，本书对行业内具有高度共识的呼吸专业医疗质量控制指标进行了分析，全面展示我国二级及以上综合医院的呼吸专业医疗技术和专业诊疗能力的现状，通过横向和纵向对比展示了近几年的发展变化，对我国呼吸专业医疗质量的持续改进提供循证依据，发挥了重要作用。

未来，希望国家呼吸内科医疗质量控制中心再接再厉，不断完善组织体系和指标体系，加强本专业医疗质量安全数据收集与分析，不断完善充实报告内容，提高报告的科学性，为促进呼吸领域的医疗质量的提高及医疗卫生事业的发展做出更多贡献。

国家卫生健康委医政司

2023 年 11 月

健康是促进人类全面发展的必然要求，是经济社会发展的基础条件，是民族昌盛和国家富强的重要目标，也是广大人民群众的共同追求。党的二十大会议精神仍坚持"以人民健康为中心"思想，以习近平同志为核心的党中央将健康中国上升为国家战略，把人民健康放在优先发展的战略地位，中国卫生健康事业进入新时代。没有全民健康，就没有全面小康；没有健康人民，就没有健康中国。坚持以人民为中心，保障人民健康，不断提高人民健康水平，是我国卫生健康事业发展的根本目标。医疗质量和医疗安全直接关系到人民群众健康。党和政府历来高度重视我国医疗质量和医疗安全管理工作，在政府主导，行业推动和医务人员共同努力下，我国医疗技术能力和医疗质量水平显著提升。

呼吸系统疾病具有高发病率、高患病率、高死亡率、高经济负担的特点。世界卫生组织（WHO）《2019 年全球卫生估计报告》显示全球最主要的死亡原因（按死亡总人数排列）与 3 个大的主题有关：心血管疾病（缺血性心脏病、中风），呼吸系统疾病〔慢性阻塞性肺疾病（简称"慢阻肺病"）、下呼吸道感染〕，以及新生儿疾病（包括出生窒息和出生创伤、新生儿败血症和感染、早产并发症）。2019 年全球死因顺位前 6 位疾病包括 3 种呼吸系统疾病，分别为慢阻肺病（第 3 位）、下呼吸道感染（第 4 位）和肺癌（第 6 位）。慢阻肺病死亡人数占总死亡人数的 6%；下呼吸道感染 2019 年死亡人数为 260 万人。

医疗服务体系发展和优质服务资源配置在中国城乡、地区和区域之间差异化大，不均衡的情况突出。因此既要在宏观上提升医疗质量整体水平，提升医疗服务整体水平，提升医疗服务体系同质化程度；也要在微观上促进地区间、医疗机构间、机构内人员间的医疗服务同质化水平。2016 年出台的《医疗质量管理办法》从国家层面上为建立和加强医疗质量管理提供了制度保障。

国家呼吸内科医疗质量控制中心（简称"中心"）于 2012 年 1 月 12 日获批建立，由北京医院承担中心的相关工作。中心在建设之初，王辰院士就确立了从"病种质控、技术质控、管理质控"3 个层面开展国家呼吸学科质控的工作思路，同时完善和加强中心的基础建设工作。2019 年国家卫健委发布了《呼吸内科专业医疗质量控制指标（2019 年版）》，这是我国第 1 次在专科领域发布国家级质控指标。中心连续 7 年完成了《国家医疗服务与质量安全报告》的呼吸专业部分，着重分析了 2015—2021 年我国呼吸专业医疗资源配置及住院成人社区获得性肺炎、慢性阻塞性肺疾病急性加重、支气管哮喘、急性肺血栓栓塞症、肺结核这 5 种疾病的诊疗规范性，以及可弯曲支气管镜检查关键环节的质控情况，并提出了呼吸疾病及技术质控目前存在的问题及建议。中心积极与各省级呼吸质控中心进行交流，促进国家级质控中心与省级质控中心的建设，积极发挥各省级质控中心的支撑作用并推动哨点医院的建设，有针对性地发现并研究解决质控管理薄弱环节。

2023年在国家卫生健康委医政司的关心和指导下，在全国呼吸医疗质控专家组的协助下，在各省级呼吸质控中心成员单位的支持下，中心完成了《2022年国家医疗服务与质量安全报告——呼吸专业分册》（简称《报告》）的撰写。《报告》汇集了全国呼吸与危重症医学（Pulmonary and Critical Care Medicine，PCCM）常见疾病和技术医疗服务质量现况的翔实数据，希望能为国家和地方医疗质量监测与改进工作的开展，以及相关卫生政策的制定提供有价值的参考。由于时间紧张，水平有限，《报告》中所反映的结果亦受抽样医院上报数据质量的影响，难免存在缺点和偏差，不足和错误之处请批评指正。

国家呼吸内科医疗质量控制中心

2023年6月

《2022 年国家医疗服务与质量安全报告——呼吸专业分册》(简称《报告》)是由国家卫生健康委医政司组织，国家呼吸内科医疗质量控制中心(简称"中心")编写的年度报告，是我国呼吸学科医疗服务和质量安全最权威的文件，迄今已连续完成 7 年(统计数据为 2015—2021 年)。《报告》主要分析了由中心制定的呼吸专业管理指标，涉及住院成人社区获得性肺炎(community acquired pneumonia, CAP)、慢性阻塞性肺疾病(简称"慢阻肺病")急性加重、支气管哮喘、急性肺血栓栓塞症(简称"肺栓塞")及肺结核等疾病，以及可弯曲支气管镜技术等 65 个医疗质量控制指标，其中部分指标已纳入《2022 年国家医疗服务与质量安全报告》中呼吸内科专业一节。为了让全国的呼吸同道更全面地了解我国及各地区的呼吸与危重症医学(Pulmonary and Critical Care Medicine, PCCM)科医疗服务与质量安全情况，能够有的放矢地持续改进，经国家卫生健康委员会建议，制定此单行本。

一、报告数据范围和来源

《报告》重点围绕我国内地二级及以上公立和民营医院呼吸专业医疗服务与医疗质量安全情况进行分析，主要截取 2021 年 1 月 1 日至 2021 年 12 月 31 日的相关数据。

《报告》以呼吸专业质控指标为基础，在我国医疗质量管理与控制信息网(www.ncis.cn)，采用网络年度抽样调查的形式进行数据收集。共收集 9499 家医院数据，纳入标准及数据质量分析标准见表 1；抽样医院的原则见表 2。最终共采纳覆盖全国 31 个省(自治区、直辖市)及新疆生产建设兵团(简称"兵团")的 2525 家医院数据。其中，委属委管医院(简称"委属委管")22 家，三级公立医院(简称"三级公立")954 家(不包括委属委管)，三级民营医院(简称"三级民营")104 家，二级公立医院(简称"二级公立")1079 家，二级民营医院(简称"二级民营")366 家(图 1)。此次调查覆盖面广，医院类型全面，能较为充分地反映我国呼吸专业的基本医疗质量情况。

分析各省(自治区、直辖市)数据时，三级综合医院(简称"三级综合")包括委属委管、三级公立及三级民营；二级综合医院(简称"二级综合")包括二级公立及二级民营。

表 1　全国各级综合医院数据有效性判断

单位：家

序号	排除标准	委属委管排除样本量	三级公立排除样本量	三级民营排除样本量	二级公立排除样本量	二级民营排除样本量	合计
1	提交状态("未提交"或空值)	2		4283			4285
2	医疗机构级别("未定级"或"/"或空值)			73			73
3	是否设置 PCCM 科(空值或"否")	0	38	14	521	420	993
4	PCCM 科床位数("0"或"/"或空值)	0	1	2	48	25	76
5	空格斜杠率：> 80%	0	5	2	52	21	80
	合计						5507
	剩余抽样调查样本数						3992
	医院总数						9499

注：数据集共计 9499 家医院。

表 2　全国各级综合医院按省（自治区、直辖市）抽样情况

单位：家

第一级分类：所有制形式	第二级分类：医院隶属关系	第三级分类	纳入标准	三级综合抽样分析样本量	二级综合抽样分析样本量	抽样分析总样本量
公立医院	委属委管	/	全部纳入	22	0	22
	省级医院	大学附属医院	全部纳入	57	1	58
		非大学附属医院	各省 1～5 家	132	12	144
	地市级医院	/	各市 1～2 家	467	131	598
	县级医院	三级综合	各县 1～2 家	298	/	1233
		二级综合	各县 3～4 家	/	935	
	抽样分析样本合计			976	1079	2055
民营医院	抽样分析样本合计		全部纳入	104	366	470
总计						2525

注：1. 抽样总体为 4072 家医院，抽样样本为 2525 家医院。

　　2. 抽样时优先选择在哨点医院名单中的医院，其他按质量判断指标依次筛选，并列时随机选择。

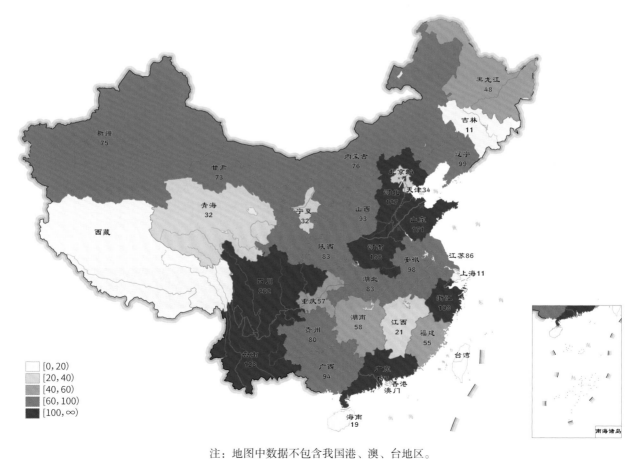

注：地图中数据不包含我国港、澳、台地区。

图 1　2021 年各省（自治区、直辖市）参与调查医院分布（家）

二、有关说明

《报告》中涉及的疾病分类编码采用《疾病和有关健康问题的国际统计分类：第十次修订本（第二版）》（简称 ICD-10）。手术编码采用《国际疾病分类第九版临床修订本手术与操作：ICD-9-CM-3：2011 修订版》（简称 ICD-9-CM-3）。由于 ICD-10 诊断编码和 ICD-9-CM-3 手术编码在本年度全国编码尚未完全统一，为最大限度保持一致性和可比性，均采用了四位亚目编码。

《报告》中所有涉及金额的数据，均为人民币。

《报告》中数据收集工作是在国家卫生健康委医政司的组织下，得到了各填报单位的积极合作，编写工作由国家卫生健康委统一部署，国家呼吸内科医疗质量控制中心承担。中心成立《报告》编写工作组，国家呼吸内科医疗质量控制中心主任王辰院士和副主任李燕明教授主持，居阳医师负责具体事务，王和、杜小曼、廖艺璇、王静、张璠参与编写工作。经过系统的数据筛选，对数据进行不同维度的分析，与往年数据进行对比，最终完成本书。编写过程中得到了国家卫生健康委医院管理研究所、标普医学信息研究中心的大力支持及众多专家的指正。在此给予衷心的感谢！由于我们编写工作组成员的水平有限、各地数据质量参差不齐，难免存在缺点和偏差，祈请各位专家同道批评指正。

目　录

第一章

医院运行管理类指标

第一节 床位数

一、PCCM 科床位数

本次纳入抽样的 2525 家医院，PCCM 科床位数共计 133 318 张，平均床位数为 52.80 张，高于 2020 年的 52.78 张（图 1-1-1）。委属委管平均床位数为 118.77 张，三级公立平均床位数为 73.28 张，三级民营平均床位数为 51.11 张，二级公立平均床位数为 41.34 张，二级民营平均床位数为 33.38 张。其中，委属委管平均床位数增加明显；三级综合中，湖南平均床位数最多，天津平均床位数最少；二级综合中，湖南平均床位数最多，青海平均床位数最少（图 1-1-2 ～ 图 1-1-4）。

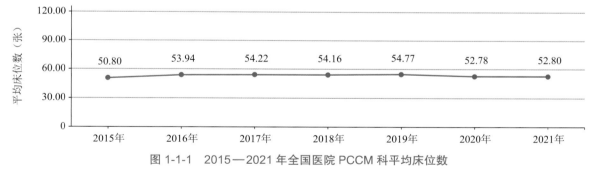

图 1-1-1 2015—2021 年全国医院 PCCM 科平均床位数

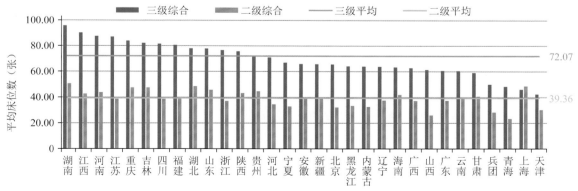

图 1-1-2 2021 年各省（自治区、直辖市）医院 PCCM 科平均床位数

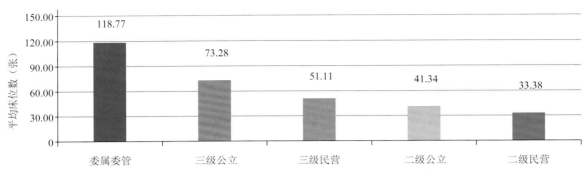

图 1-1-3　2021 年不同类别医院 PCCM 科平均床位数

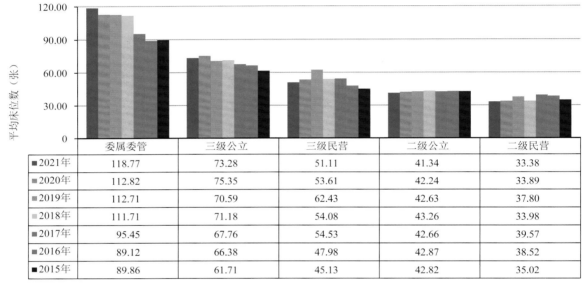

	委属委管	三级公立	三级民营	二级公立	二级民营
■2021年	118.77	73.28	51.11	41.34	33.38
■2020年	112.82	75.35	53.61	42.24	33.89
■2019年	112.71	70.59	62.43	42.63	37.80
■2018年	111.71	71.18	54.08	43.26	33.98
■2017年	95.45	67.76	54.53	42.66	39.57
■2016年	89.12	66.38	47.98	42.87	38.52
■2015年	89.86	61.71	45.13	42.82	35.02

图 1-1-4　2015—2021 年不同类别医院 PCCM 科平均床位数

二、PCCM 科床位数占全院床位数比例

在本次调查的 2525 家医院中共有 2524 家医院上报该数据且符合逻辑校验，全国医院 PCCM 科床位数占全院床位数的比例平均为 2.91%。其中，三级综合为 3.29%，高于二级综合的 2.51%（图 1-1-5，图 1-1-6）。

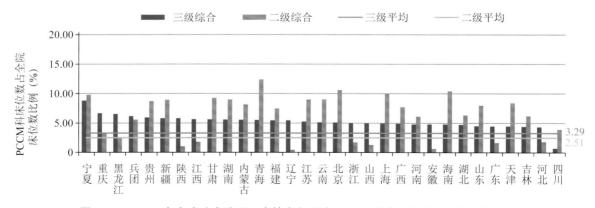

图 1-1-5　2021 年各省（自治区、直辖市）医院 PCCM 科床位数占全院床位数比例

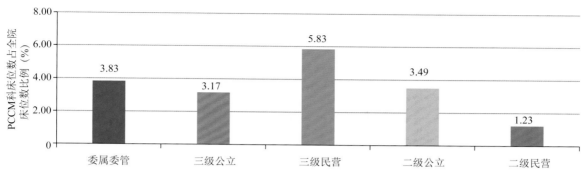

图 1-1-6　2021 年不同类别医院 PCCM 科床位数占全院床位数比例

三、PCCM 科 ICU 床位数

PCCM 科床位数是反映呼吸学科救治能力的基础指标，PCCM 科重症监护室（intensive care unit，ICU）床位数是反映呼吸学科重症救治能力的硬件指标。本次调查的 2525 家医院中有 1510 家医院（59.80%）设立 PCCM 科 ICU。其中，委属委管 22 家全设立（100%），三级公立有 680 家（71.28%）设立，三级民营有 55 家（52.88%）设立，二级公立有 608 家（56.35%）设立，二级民营有 145 家（39.62%）设立。

2021 年全国医院 PCCM 科 ICU 平均床位数为 6.27 张，高于 2020 年的 5.96 张（图 1-1-7）。其中，委属委管平均床位数为 14.82 张，三级公立平均床位数为 8.55 张，三级民营平均床位数为 5.76 张，二级公立平均床位数为 4.12 张，二级民营平均床位数为 3.50 张（图 1-1-8 ～ 图 1-1-10）。

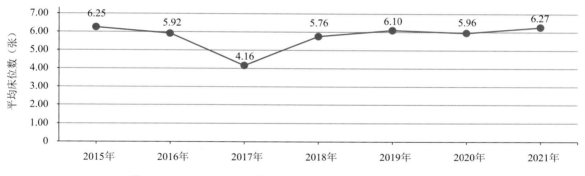

图 1-1-7　2015—2021 年全国医院 PCCM 科 ICU 平均床位数

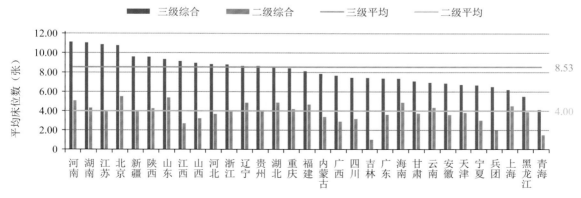

图 1-1-8　2021 年各省（自治区、直辖市）医院 PCCM 科 ICU 平均床位数

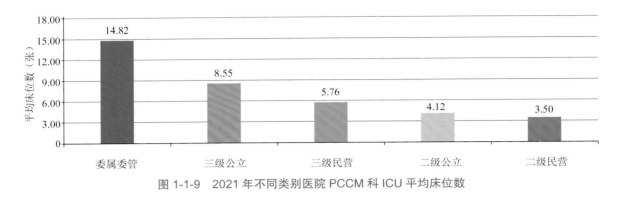

图 1-1-9　2021 年不同类别医院 PCCM 科 ICU 平均床位数

	委属委管	三级公立	三级民营	二级公立	二级民营
■2021年	14.82	8.55	5.76	4.12	3.50
■2020年	13.77	8.51	6.08	3.94	3.21
■2019年	15.57	8.17	5.30	4.17	3.58
■2018年	14.00	8.06	4.89	3.87	3.21
■2017年	12.27	5.85	3.04	2.50	3.42
■2016年	11.46	7.48	5.76	4.01	3.84
■2015年	12.20	7.01	5.27	4.49	5.44

图 1-1-10　2015—2021 年不同类别医院 PCCM 科 ICU 平均床位数

四、PCCM 科 ICU 床位数占 PCCM 科床位数比例

本次调查的 2525 家医院中有 1510 家医院上报该数据且符合逻辑校验。2021 年全国医院院均 PCCM 科 ICU 床位数占 PCCM 科床位数比例为 10.12%，高于 2020 年的 9.89%（图 1-1-11）。其中，三级综合为 10.68%，高于二级综合的 9.10%（图 1-1-12）。除三级民营外，其他类别医院 PCCM 科 ICU 床位数占 PCCM 科床位数比例较 2020 年均有明显上升。委属委管 PCCM 科 ICU 床位数占 PCCM 科床位数为 12.48%，高于 2020 年的 12.21%；三级公立 PCCM 科 ICU 床位数占 PCCM 科床位数为 10.63%（图 1-1-13，图 1-1-14）。

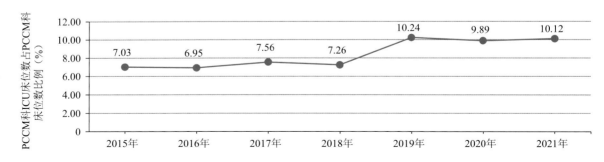

图 1-1-11　2015—2021 年全国医院院均 PCCM 科 ICU 床位数占 PCCM 科床位数比例

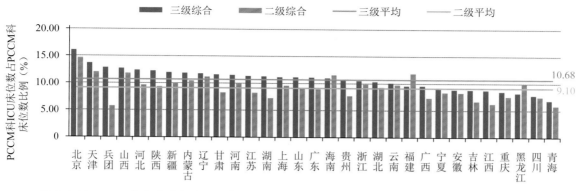

图 1-1-12 2021 年各省（自治区、直辖市）医院 PCCM 科 ICU 床位数占 PCCM 科床位数比例

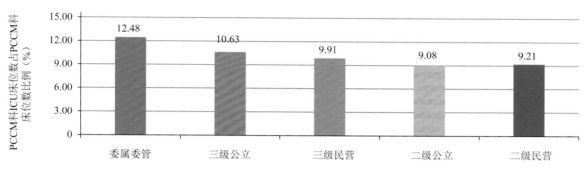

图 1-1-13 2021 年不同类别医院 PCCM 科 ICU 床位数占 PCCM 科床位数比例

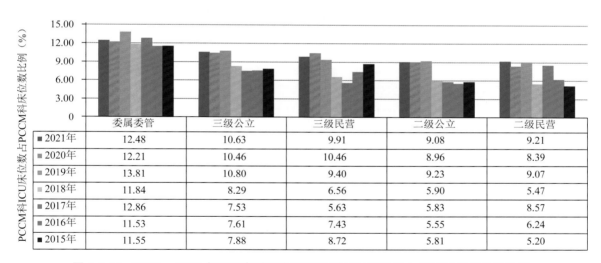

	委属委管	三级公立	三级民营	二级公立	二级民营
2021年	12.48	10.63	9.91	9.08	9.21
2020年	12.21	10.46	10.46	8.96	8.39
2019年	13.81	10.80	9.40	9.23	9.07
2018年	11.84	8.29	6.56	5.90	5.47
2017年	12.86	7.53	5.63	5.83	8.57
2016年	11.53	7.61	7.43	5.55	6.24
2015年	11.55	7.88	8.72	5.81	5.20

图 1-1-14 2015—2021 年不同类别医院 PCCM 科 ICU 床位数占 PCCM 科床位数比例

第二节 卫生技术人员

一、PCCM 科卫生技术人员构成比

我国 PCCM 科患者数量多、病情重、合并症多、疑难复杂病种多，住院患者需要输液、吸痰、雾化等护理操作多，护理工作量较大。在 2021 年 PCCM 科医务人员构成中，三级综合医师占比为 32.84%，护理人员占比为 65.05%，呼吸治疗师占比为 2.10%；二级综合医师占比为 33.42%，护理人员占比为 63.61%，呼吸治疗师占比为 2.97%。与 2020 年的数据相比，2021 年二级综合的呼吸治疗师占比减少，医师和护理人员占比略增加；三级综合医师占比增加，护理人员占比增加明显，而呼吸治疗师占比显著下降（图 1-2-1）。

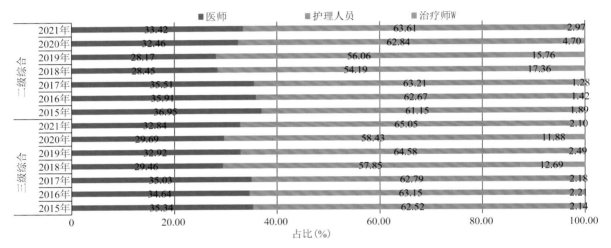

图 1-2-1 2015—2021 年全国医院 PCCM 科卫生技术人员构成情况

二、PCCM 科 ICU 护士人数占 PCCM 科护士总人数比例

在本次调查的设有 PCCM 科 ICU 的 1510 家医院中共有 1285 家医院上报该数据符合逻辑校验。2021 年 PCCM 科 ICU 护士人数占 PCCM 科护士总人数平均比例为 34.57%，高于 2020 年的 29.28%（图 1-2-2）。其中，委属委管比例最高（42.77%），三级公立为 34.76%，三级民营为 36.36%，二级公立为 32.04%，二级民营为 35.72%，均高于 2020 年（图 1-2-3～图 1-2-5）。

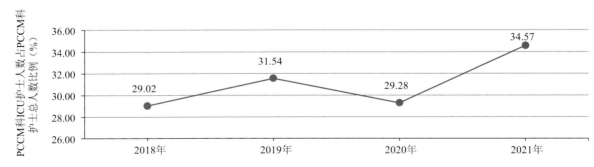

图 1-2-2 2018—2021 年全国医院 PCCM 科 ICU 护士人数占 PCCM 科护士总人数比例

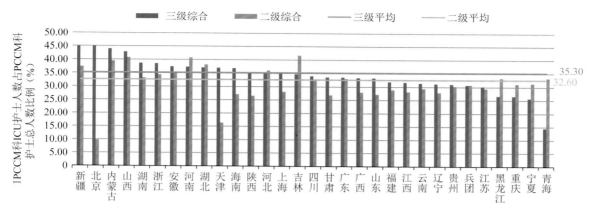

图 1-2-3 2021 年各省（自治区、直辖市）医院 PCCM 科 ICU 护士人数占 PCCM 科护士总人数比例

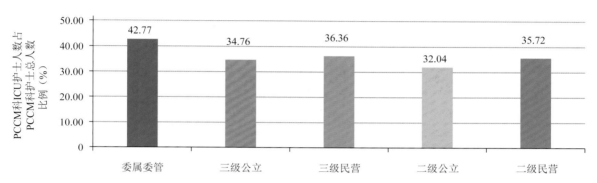

图 1-2-4 2021 年不同类别医院 PCCM 科 ICU 护士人数占 PCCM 科护士总人数比例

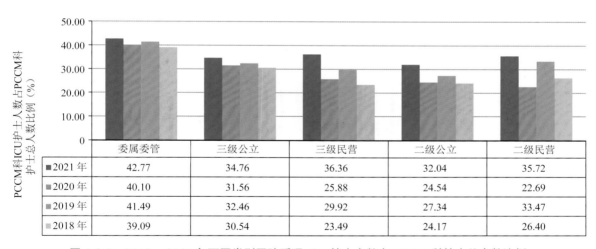

	委属委管	三级公立	三级民营	二级公立	二级民营
■2021 年	42.77	34.76	36.36	32.04	35.72
■2020 年	40.10	31.56	25.88	24.54	22.69
■2019 年	41.49	32.46	29.92	27.34	33.47
■2018 年	39.09	30.54	23.49	24.17	26.40

图 1-2-5 2018—2021 年不同类别医院呼吸 ICU 护士人数占 PCCM 科护士总人数比例

第三节 工作负荷

一、门诊量

本次调查的 2525 家医院中有 2443 家医院上报该数据且符合逻辑校验。2021 年全国 PCCM 科门诊量为 41 727 860 人次，院均门诊量为 17 081 人次，高于 2020 年（14 222 人次）（图 1-3-1）。其中，三级综合院均门诊量为 26 549 人次，高于二级综合（9652 人次）（图 1-3-2）。

委属委管年均门诊量为 78 929 人次，明显高于三级公立（26 754 人次）、二级公立（10 870 人次）及民营医院（三级民营为 13 477 人次，二级民营为 5925 人次）（图 1-3-3，图 1-3-4）。北京、上海、浙江的三级综合院均门诊量及上海、北京、天津的二级综合院均门诊量位于全国前列。

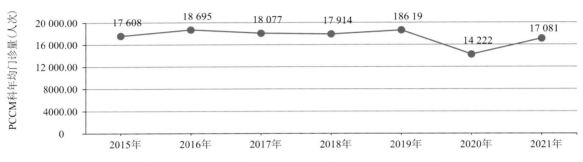

图 1-3-1　2015—2021 年全国医院 PCCM 科院均门诊量

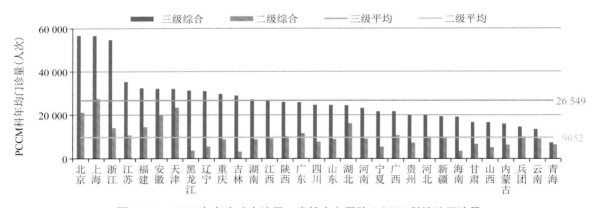

图 1-3-2　2021 年各省（自治区、直辖市）医院 PCCM 科院均门诊量

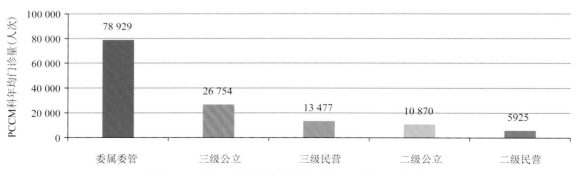

图 1-3-3　2021 年不同类别医院 PCCM 科院均门诊量

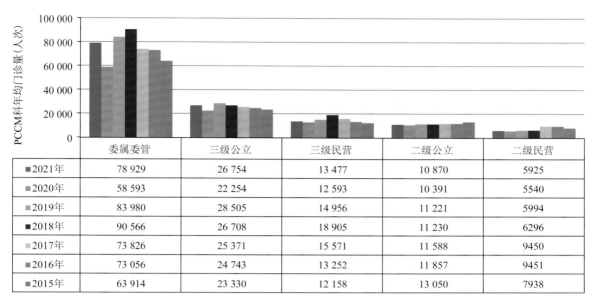

	委属委管	三级公立	三级民营	二级公立	二级民营
■2021年	78 929	26 754	13 477	10 870	5925
■2020年	58 593	22 254	12 593	10 391	5540
■2019年	83 980	28 505	14 956	11 221	5994
■2018年	90 566	26 708	18 905	11 230	6296
■2017年	73 826	25 371	15 571	11 588	9450
■2016年	73 056	24 743	13 252	11 857	9451
■2015年	63 914	23 330	12 158	13 050	7938

图 1-3-4　2015—2021 年不同类别医院 PCCM 科院均门诊量

二、床护比

护士在诊疗过程中担任相当重要的角色，床护比的比例越低，单个护士的工作量就越大，医疗安全就越难以保障。《全国医疗卫生服务体系规划纲要（2015—2020 年）》中指出 2013 年我国卫生服务体系资源要素之间配置结构失衡，床护比 1∶0.45，医护比 1∶1，到 2020 年全国医疗卫生服务体系资源要素配置主要目标为床护比 1∶0.6，医护比 1∶1.25。本次调查的 2525 家医院中有 2514 家医院上报该数据，PCCM 科平均床护比为 1∶0.39，高于前几年数据（2015 年为 1∶0.38，2016 年为 1∶0.38，2017 年为 1∶0.35，2018 年为 1∶0.38，2019 年为 1∶0.39，2020 年为 1∶0.38）（图 1-3-5）。其中三级综合为 1∶0.44，高于二级综合的 1∶0.33（图 1-3-6）。委属委管为 1∶0.62，基本达到上述目标（图 1-3-7，图 1-3-8）。

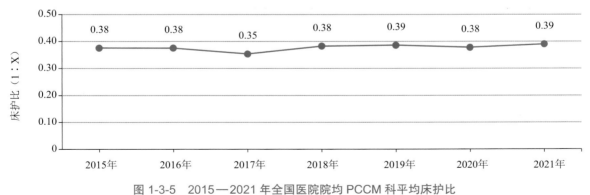

图 1-3-5　2015—2021 年全国医院院均 PCCM 科平均床护比

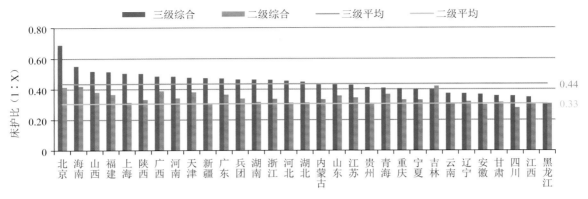

图 1-3-6　2021 年各省（自治区、直辖市）医院 PCCM 科平均床护比

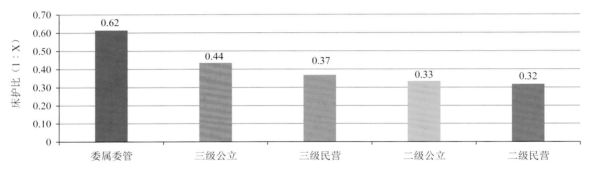

图 1-3-7　2021 年不同类别医院 PCCM 科平均床护比

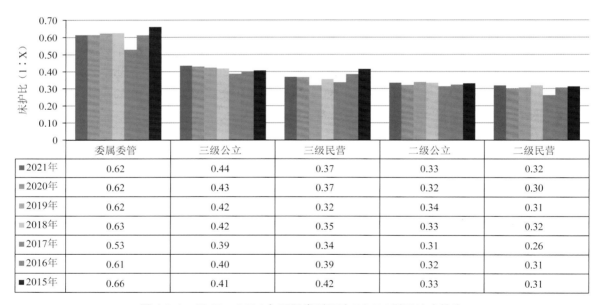

	委属委管	三级公立	三级民营	二级公立	二级民营
■2021年	0.62	0.44	0.37	0.33	0.32
■2020年	0.62	0.43	0.37	0.32	0.30
■2019年	0.62	0.42	0.32	0.34	0.31
■2018年	0.63	0.42	0.35	0.33	0.32
■2017年	0.53	0.39	0.34	0.31	0.26
■2016年	0.61	0.40	0.39	0.32	0.31
■2015年	0.66	0.41	0.42	0.33	0.31

图 1-3-8　2015—2021 年不同类别医院 PCCM 科平均床护比

三、ICU 床护比

　　在本次调查的 PCCM 科设置 ICU 的 1510 家医院中共有 1366 家医院上报该数据且符合逻辑校验，院均床护比为 1∶1.41，高于 2020 年数据（1∶1.40）（图 1-3-9）。三级综合均高于二级综合（图 1-3-10）。其中，委属委管 1∶2.09，三级公立 1∶1.48，三级民营 1∶1.35，二级公立 1∶1.17，二级民营 1∶1.18（图 1-3-11，图 1-3-12）。

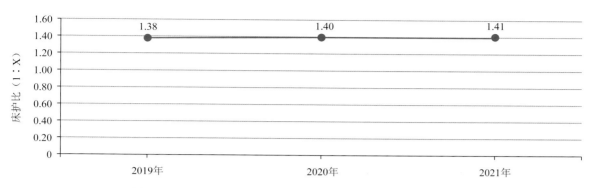

图 1-3-9　2019—2021 年全国医院 PCCM 科 ICU 平均床护比

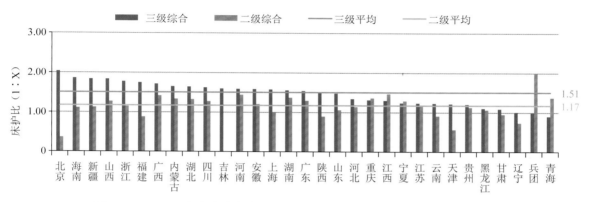

图 1-3-10　2021 年各省（自治区、直辖市）医院 PCCM 科 ICU 平均床护比

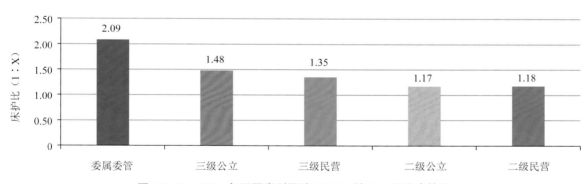

图 1-3-11　2021 年不同类别医院 PCCM 科 ICU 平均床护比

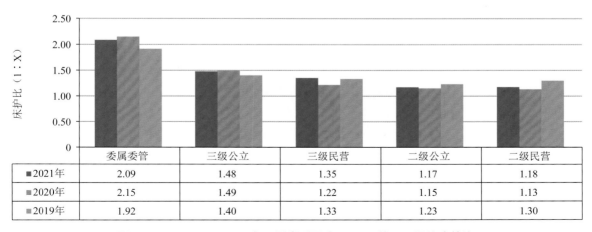

	委属委管	三级公立	三级民营	二级公立	二级民营
■2021年	2.09	1.48	1.35	1.17	1.18
■2020年	2.15	1.49	1.22	1.15	1.13
■2019年	1.92	1.40	1.33	1.23	1.30

图 1-3-12　2019—2021 年不同类别医院 PCCM 科 ICU 平均床护比

第四节 治疗质量

在本次调查的有 PCCM 科 ICU 的 1510 家医院中共有 1079 家医院上报平均住院日数据且符合逻辑校验。2021 年 PCCM 科 ICU 平均住院日为 10.29 天，低于 2020 年的 10.47 天。其中，委属委管为 14.20 天，三级公立为 10.82 天，三级民营为 13.06 天，二级公立为 9.22 天，二级民营为 9.09 天（图 1-4-1 ～ 图 1-4-3）。

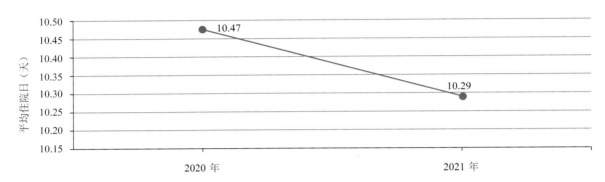

图 1-4-1　2020 年与 2021 年全国医院 PCCM 科 ICU 平均住院日

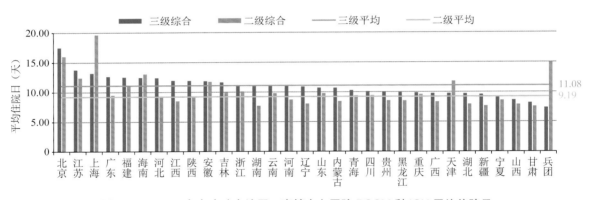

图 1-4-2　2021 年各省（自治区、直辖市）医院 PCCM 科 ICU 平均住院日

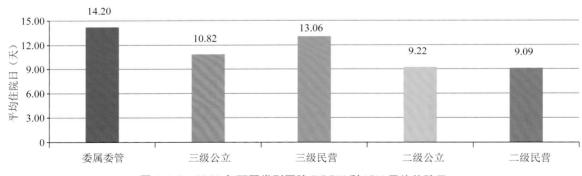

图 1-4-3　2021 年不同类别医院 PCCM 科 ICU 平均住院日

第五节　患者负担

　　2021 年全国 PCCM 科患者门诊次均费用为 265.52 元，高于 2020 年的 245.96 元。其中，三级综合门诊次均费用为 297.59 元，高于二级综合门诊次均费用为 225.98 元，全国各地区之间存在差距（图 1-5-1 ～图 1-5-3）。

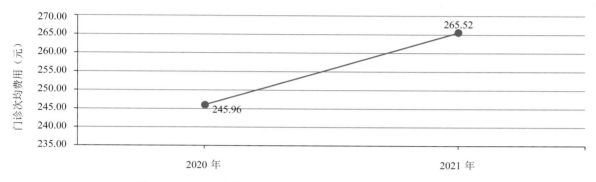

图 1-5-1　2020 年与 2021 年全国医院 PCCM 科门诊次均费用

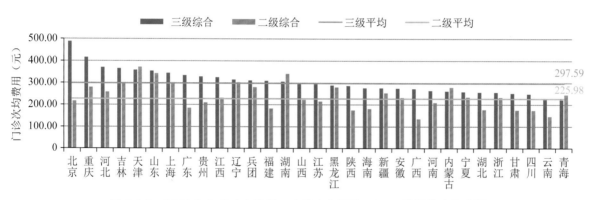

图 1-5-2　2021 年各省（自治区、直辖市）医院 PCCM 科门诊次均费用

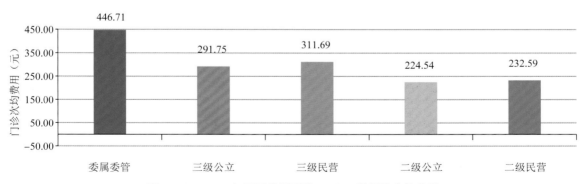

图 1-5-3　2021 年不同类别医院 PCCM 科门诊次均费用

第六节 常见技术年度工作量

一、肺功能检查数量

本次调查的 2525 家医院中有 2276 家医院上报该数据且符合逻辑校验。2021 年全国 PCCM 科肺功能检查数量为 5 791 708 例次，院均 2544.69 例次，高于 2020 年的 2285.57 例次（图 1-6-1）。其中，三级综合院均 4535.27 例次，高于二级综合（851.88 例次）（图 1-6-2）；委属委管（22 023.35 例次）明显高于其他类型（图 1-6-3，图 1-6-4）。

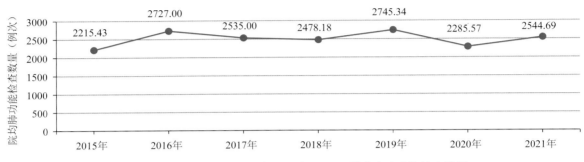

图 1-6-1　2015—2021 年全国医院 PCCM 科院均肺功能检查数量

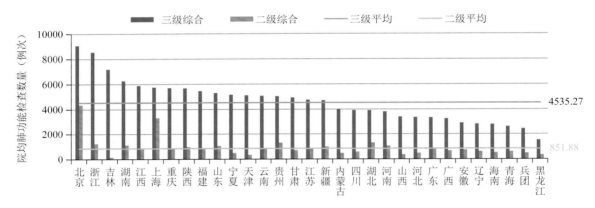

图 1-6-2　2021 年各省（自治区、直辖市）PCCM 科院均肺功能检查数量

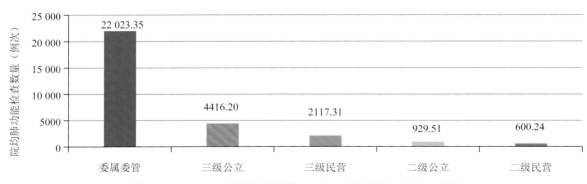

图 1-6-3　2021 年不同类别医院 PCCM 科院均肺功能检查数量

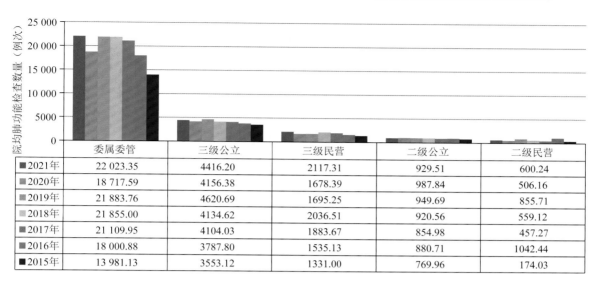

	委属委管	三级公立	三级民营	二级公立	二级民营
2021年	22 023.35	4416.20	2117.31	929.51	600.24
2020年	18 717.59	4156.38	1678.39	987.84	506.16
2019年	21 883.76	4620.69	1695.25	949.69	855.71
2018年	21 855.00	4134.62	2036.51	920.56	559.12
2017年	21 109.95	4104.03	1883.67	854.98	457.27
2016年	18 000.88	3787.80	1535.13	880.71	1042.44
2015年	13 981.13	3553.12	1331.00	769.96	174.03

图 1-6-4　2015—2021 年不同类别医院 PCCM 科院均肺功能检查数量

二、多导睡眠监测数量

本次调查的 2525 家医院中有 1732 家医院上报该数据且符合逻辑校验。2021 年全国 PCCM 科多导睡眠监测数量为 277 580 例次，院均 160.27 例次，高于 2020 年的 141.36 例次（图 1-6-5）。其中，三级综合院均 256.46 例次，高于二级综合（54.51 例次）（图 1-6-6）；三级综合中，委属委管平均检查及治疗 1291.70 例次，明显高于三级公立（245.24 例次）及二级公立（58.29 例次）（图 1-6-7，图 1-6-8）。

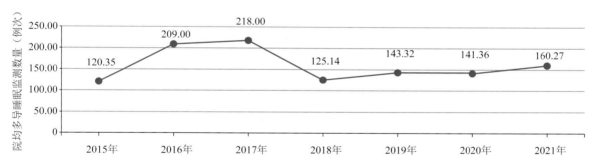

图 1-6-5　2015—2021 年全国医院 PCCM 科院均多导睡眠监测数量

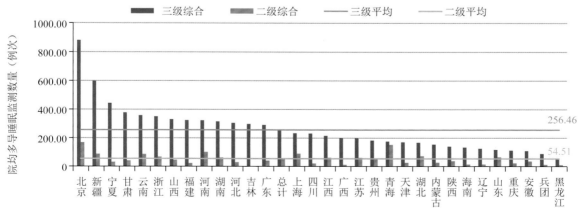

图 1-6-6　2021 年各省（自治区、直辖市）医院 PCCM 科院均多导睡眠监测数量

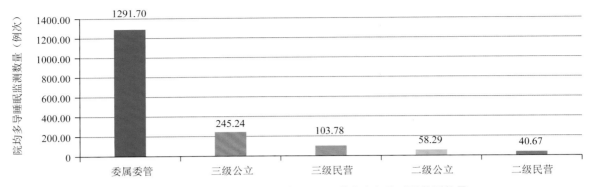

图 1-6-7 2021 年不同类别医院 PCCM 科院均多导睡眠监测数量

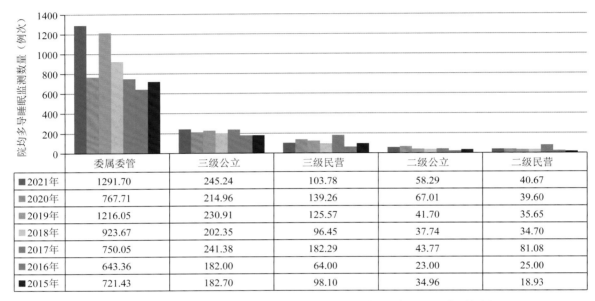

	委属委管	三级公立	三级民营	二级公立	二级民营
■2021年	1291.70	245.24	103.78	58.29	40.67
■2020年	767.71	214.96	139.26	67.01	39.60
■2019年	1216.05	230.91	125.57	41.70	35.65
■2018年	923.67	202.35	96.45	37.74	34.70
■2017年	750.05	241.38	182.29	43.77	81.08
■2016年	643.36	182.00	64.00	23.00	25.00
■2015年	721.43	182.70	98.10	34.96	18.93

图 1-6-8 2015—2021 年不同类别医院 PCCM 科院均多导睡眠监测数量

三、有创机械通气治疗数量

本次调查的 2525 家医院中有 1883 家医院上报该数据且符合逻辑校验。2021 年全国 PCCM 科有创机械通气治疗数量为 76 035 例次，院均 40.37 例次，高于 2020 年的 34.03 例次（图 1-6-9）。其中，委属委管院均有创机械通气治疗数量为 369.05 例次，明显高于三级综合（67.76 例次）和二级综合（14.85 例次），也较 2020 年升高，说明委属委管呼吸疾病患者危重症程度仍在进一步升高（图 1-6-10~图 1-6-12）。

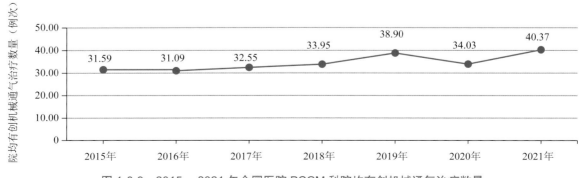

图 1-6-9 2015—2021 年全国医院 PCCM 科院均有创机械通气治疗数量

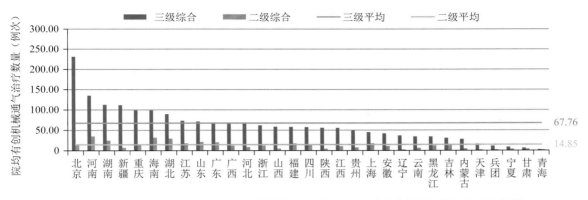

图 1-6-10　2021 年各省（自治区、直辖市）医院 PCCM 科院均有创机械通气治疗数量

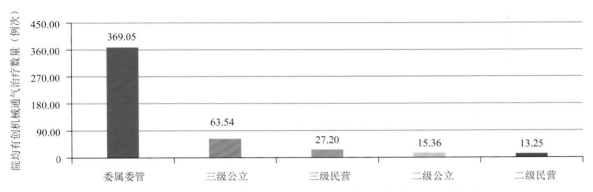

图 1-6-11　2021 年不同类别医院 PCCM 科院均有创机械通气治疗数量

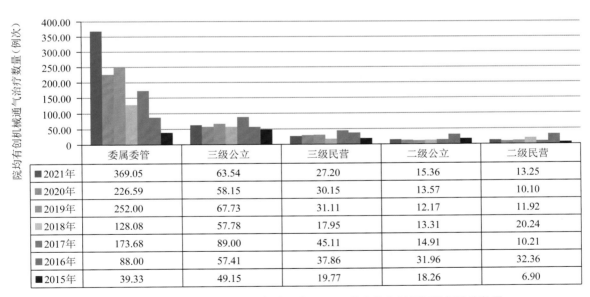

	委属委管	三级公立	三级民营	二级公立	二级民营
2021年	369.05	63.54	27.20	15.36	13.25
2020年	226.59	58.15	30.15	13.57	10.10
2019年	252.00	67.73	31.11	12.17	11.92
2018年	128.08	57.78	17.95	13.31	20.24
2017年	173.68	89.00	45.11	14.91	10.21
2016年	88.00	57.41	37.86	31.96	32.36
2015年	39.33	49.15	19.77	18.26	6.90

图 1-6-12　2015—2021 年不同类别医院 PCCM 科院均有创机械通气治疗数量

四、无创机械通气治疗数量

本次调查的 2525 家医院中有 2240 家医院上报该数据且符合逻辑校验。2021 年全国 PCCM 科无创机械通气治疗数量为 383 112 例次，院均 171.03 例次，高于 2020 年的 169.82 例次（图 1-6-13）。其中，三级综合院均为 239.70 例次，高于二级综合（111.94 例次）（图 1-6-14）；委属委管数量连续 5 年逐渐增加，呈上升趋势（图 1-6-15，图 1-6-16）。

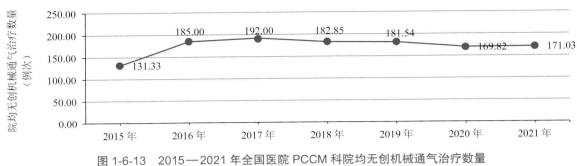

图 1-6-13　2015—2021 年全国医院 PCCM 科院均无创机械通气治疗数量

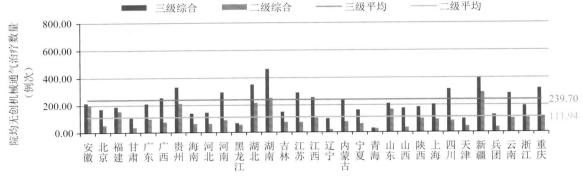

图 1-6-14　2021 年各省（自治区、直辖市）医院 PCCM 科院均无创机械通气治疗数量

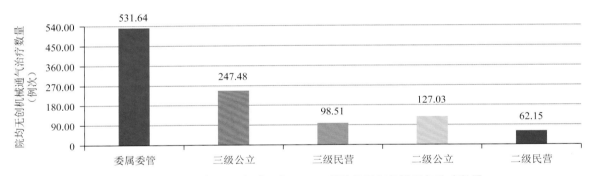

图 1-6-15　2021 年不同类别医院 PCCM 科院均无创机械通气治疗数量

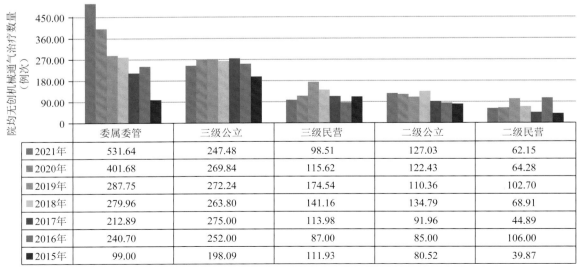

	委属委管	三级公立	三级民营	二级公立	二级民营
■2021年	531.64	247.48	98.51	127.03	62.15
■2020年	401.68	269.84	115.62	122.43	64.28
■2019年	287.75	272.24	174.54	110.36	102.70
■2018年	279.96	263.80	141.16	134.79	68.91
■2017年	212.89	275.00	113.98	91.96	44.89
■2016年	240.70	252.00	87.00	85.00	106.00
■2015年	99.00	198.09	111.93	80.52	39.87

图 1-6-16　2015—2021 年不同类别医院 PCCM 科院均无创机械通气治疗数量

五、体外膜氧合治疗数量

本次调查的 2525 家医院中有 1224 家医院上报该数据，其中，有 113 家医院 PCCM 科进行过体外膜氧合（extracorporeal membrane oxygenation，ECMO）治疗。2021 年 PCCM 科 ECMO 治疗数量为 656 例次，其中委属委管 141 例次，三级公立 472 例次，三级民营 2 例次，二级公立 37 例次，二级民营 4 例次；院均 ECMO 治疗数量为 5.81 例次，较 2020 年（5.29 例次）升高；三级公立、二级公立数量较 2020 年明显增多，提示危重症的救治能力提升（图 1-6-17，图 1-6-18）。

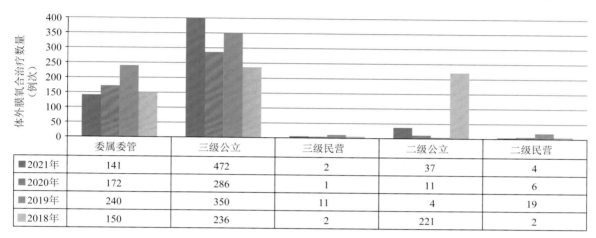

	委属委管	三级公立	三级民营	二级公立	二级民营
2021年	141	472	2	37	4
2020年	172	286	1	11	6
2019年	240	350	11	4	19
2018年	150	236	2	221	2

图 1-6-17 2018—2021 年不同类别医院 PCCM 科体外膜氧合治疗数量

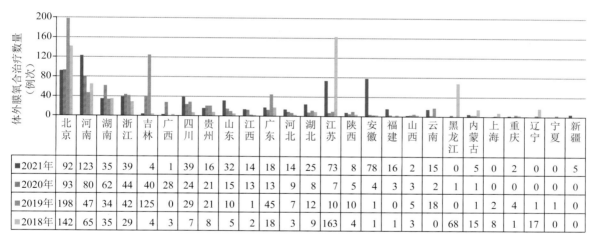

	北京	河南	湖南	浙江	吉林	广西	四川	贵州	山东	江西	广东	河北	湖北	江苏	陕西	安徽	福建	山西	云南	黑龙江	内蒙古	上海	重庆	辽宁	宁夏	新疆
2021年	92	123	35	39	4	1	39	16	32	14	18	14	25	73	8	78	16	2	15	0	5	0	2	0	0	5
2020年	93	80	62	44	40	28	24	21	15	13	13	9	8	7	5	4	3	3	2	1	1	0	0	0	0	0
2019年	198	47	34	42	125	0	29	21	10	1	45	1	12	10	10	1	0	5	18	0	1	2	4	1	1	0
2018年	142	65	35	29	4	3	7	8	5	2	18	3	9	163	4	1	1	3	0	68	15	8	1	17	0	0

图 1-6-18 2018—2021 年各省（自治区、直辖市）医院 PCCM 科体外膜氧合治疗数量

第二章

呼吸专业常见病种及检查技术的医疗质量现状分析

第一节 社区获得性肺炎医疗质量评估

一、CAP 住院患者诊治关键过程环节的质控情况

1. CAP 住院患者数

本次调查的 2525 家医院中共有 861 家医院完整上报了 CAP 相关指标数据。2021 年全国 CAP 住院患者共 398 033 例，院均 463 例，高于 2020 年（426 例）。其中，三级综合院均 554 例，高于二级综合的 314 例（表 2-1-1，图 2-1-1 ～ 图 2-1-4）。

表 2-1-1　2021 年全国各类别医院 CAP 住院患者数

医院级别	医院数量（家）	住院患者总数（例）	院均住院患者数（例）
全国	861	398 033	463
三级综合	535	296 448	554
委属委管	16	18 085	1130
三级公立	478	262 015	548
三级民营	41	16 348	399
二级综合	324	101 585	314
二级公立	269	88 704	330
二级民营	55	12 881	234

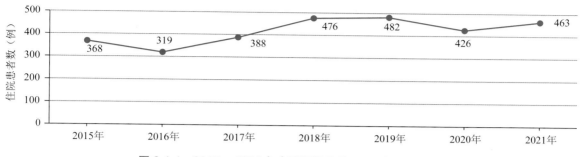

图 2-1-1 2015—2021 年全国医院院均 CAP 住院患者数

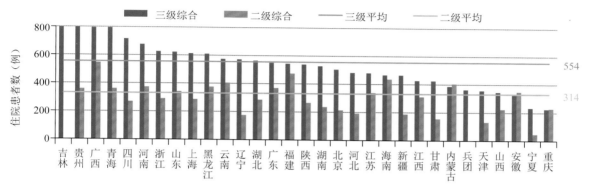

图 2-1-2 2021 年各省（自治区、直辖市）医院院均 CAP 住院患者数

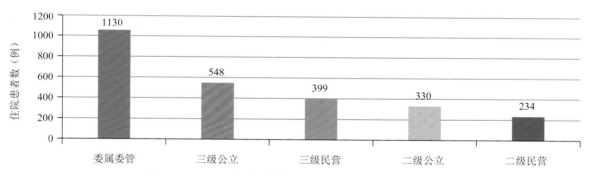

图 2-1-3 2021 年全国各类别医院院均 CAP 住院患者数

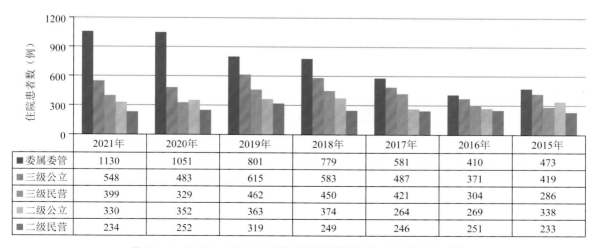

	2021年	2020年	2019年	2018年	2017年	2016年	2015年
委属委管	1130	1051	801	779	581	410	473
三级公立	548	483	615	583	487	371	419
三级民营	399	329	462	450	421	304	286
二级公立	330	352	363	374	264	269	338
二级民营	234	252	319	249	246	251	233

图 2-1-4 2015—2021 年全国各类别医院院均 CAP 住院患者数

2. CAP 住院患者行严重程度评估的比例

2021 年 CAP 住院患者住院期间行严重程度评估的平均比例为 87.78%，高于 2020 年的 87.34%（图 2-1-5）。三级综合平均为 88.47%，较 2020 年的 88.11% 略升高。三级综合中委属委管为 87.15%，较 2020 年的 59.40% 升高。二级综合平均为 85.74%，与 2020 年持平。其中，二级公立为 85.36%，基本与 2020 年的 86.39% 持平；二级民营为 85.74%，高于 2020 年的 82.16%（图 2-1-6～图 2-1-8）。

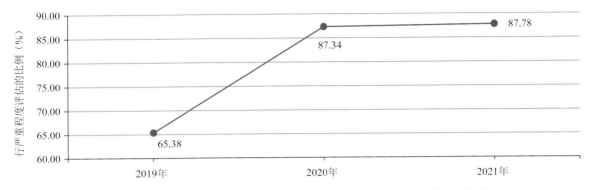

图 2-1-5　2019—2021 年全国医院 CAP 住院患者行严重程度评估的比例

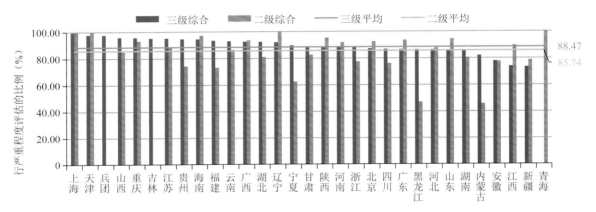

图 2-1-6　2021 年各省（自治区、直辖市）医院 CAP 住院患者进行严重程度评估的比例

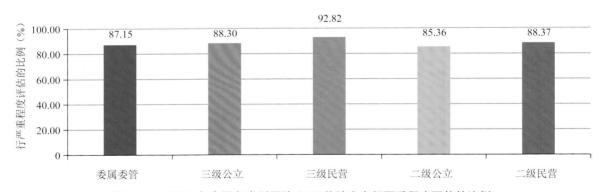

图 2-1-7　2021 年全国各类别医院 CAP 住院患者行严重程度评估的比例

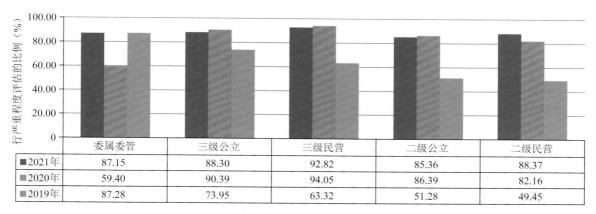

图 2-1-8　2019—2021 年全国各类别医院 CAP 住院患者行严重程度评估的比例

3. 住院患者低危 CAP 比例

2021 年全国住院患者低危 CAP 的比例为 40.65%，低于 2020 年的 44.36%，（图 2-2-9）。其中，三级综合为 38.37%，二级综合为 47.22%（图 2-1-10）。三级综合中，委属委管最低，为 24.45%；三级公立为 39.15%；三级民营为 41.39%；较高的地区为天津（73.18%）、兵团（65.96%）和甘肃（65.96%），较低的为吉林（18.23%）、黑龙江（19.9%）和新疆（26.26%）。二级综合中，二级公立为 47.36%；二级民营为 46.31%；较高的地区为青海（99.45%）、上海（78.4%）和海南（73.39%），较低的为福建（17.99%）、甘肃（19.69%）和四川（26.42%）（图 2-1-10，图 2-1-11）。

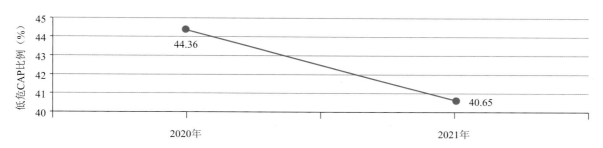

图 2-1-9　2020 年与 2021 年医院住院患者低危 CAP 比例

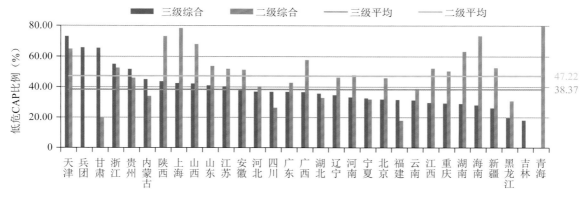

图 2-1-10　2021 年各省（自治区、直辖市）医院住院患者低危 CAP 比例

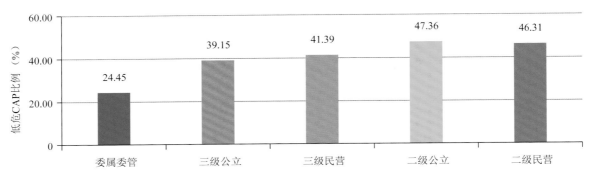

图 2-1-11 2021 年全国各类别医院住院患者低危 CAP 比例

4. 住院期间留取血或呼吸道标本行病原学检查情况

2021 年全国医院 CAP 患者住院期间留取血或呼吸道标本行病原学检查率为 84.53%。其中，三级综合为 87.18%，高于二级综合的 76.89%；委属委管标本送检比例最高（93.14%），二级民营（78.80%）较前 5 年明显升高（图 2-1-12 ～ 图 2-1-15）。

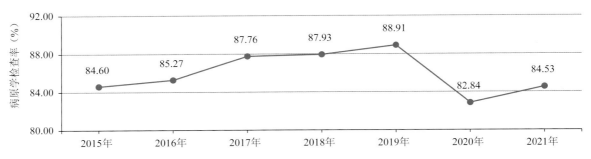

图 2-1-12 2015—2021 年全国医院 CAP 住院患者行病原学检查率

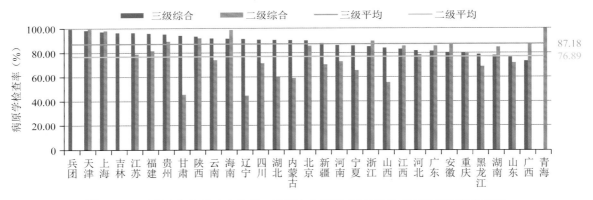

图 2-1-13 2021 年各省（自治区、直辖市）医院 CAP 住院患者行病原学检查率

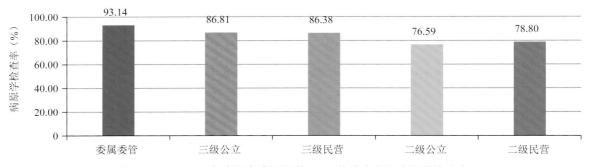

图 2-1-14 2021 年全国各类别医院 CAP 住院患者行病原学检查率

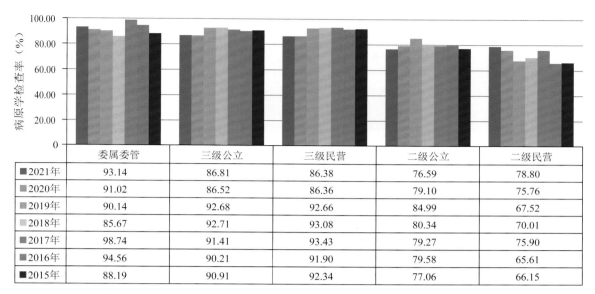

	委属委管	三级公立	三级民营	二级公立	二级民营
■2021年	93.14	86.81	86.38	76.59	78.80
■2020年	91.02	86.52	86.36	79.10	75.76
■2019年	90.14	92.68	92.66	84.99	67.52
■2018年	85.67	92.71	93.08	80.34	70.01
■2017年	98.74	91.41	93.43	79.27	75.90
■2016年	94.56	90.21	91.90	79.58	65.61
■2015年	88.19	90.91	92.34	77.06	66.15

图 2-1-15 　2015—2021 年全国各类别医院 CAP 住院患者行病原学检查率

5. 住院患者平均 ICU 入住率

2021 年全国医院 CAP 患者住院期间平均 ICU 入住率为 6.82%，高于 2020 年的 5.85%。其中，三级综合为 7.64%，高于二级综合的 4.45%（图 2-1-16 ～ 图 2-1-19）。

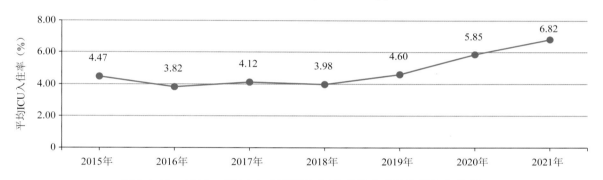

图 2-1-16 　2015—2021 年全国医院 CAP 住院患者平均 ICU 入住率

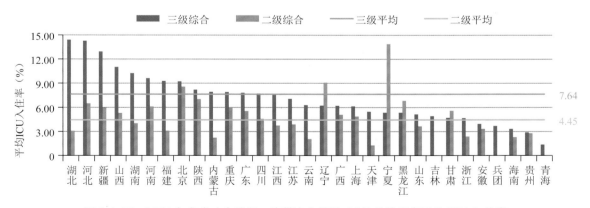

图 2-1-17 　2021 年各省（自治区、直辖市）医院 CAP 住院患者平均 ICU 入住率

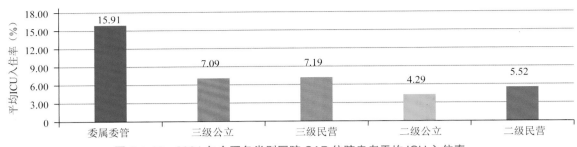

图 2-1-18 2021 年全国各类别医院 CAP 住院患者平均 ICU 入住率

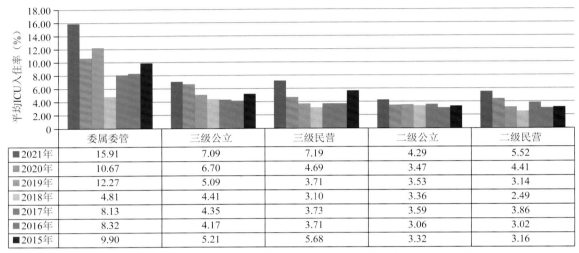

	委属委管	三级公立	三级民营	二级公立	二级民营
2021年	15.91	7.09	7.19	4.29	5.52
2020年	10.67	6.70	4.69	3.47	4.41
2019年	12.27	5.09	3.71	3.53	3.14
2018年	4.81	4.41	3.10	3.36	2.49
2017年	8.13	4.35	3.73	3.59	3.86
2016年	8.32	4.17	3.71	3.06	3.02
2015年	9.90	5.21	5.68	3.32	3.16

图 2-1-19 2015—2021 年全国各类别医院 CAP 住院患者平均 ICU 入住率

6. 非 ICU 的 CAP 住院患者使用 β 内酰胺类抗菌药物联合喹诺酮类药物比例

2021 年全国医院非 ICU 的 CAP 住院患者使用 β 内酰胺类抗菌药物联合喹诺酮类药物比例为 25.63%。其中，三级综合为 23.42%，低于二级综合的 32.04%（图 2-1-20 ～ 图 2-1-22）。

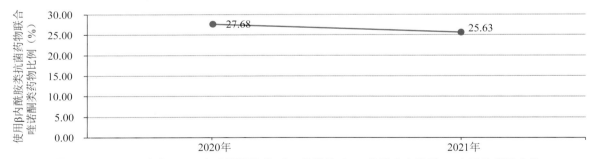

图 2-1-20 2020 年与 2021 年全国医院非 ICU 住院的 CAP 住院患者使用 β 内酰胺类抗菌药

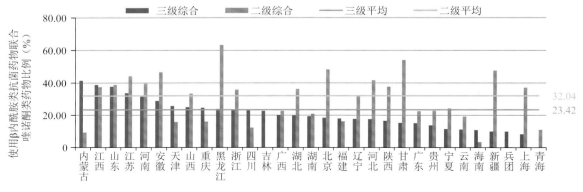

图 2-1-21 2021 年各省（自治区、直辖市）医院非 ICU 的 CAP 住院患者使用 β 内酰胺类抗菌药物联合喹诺酮类药物比例

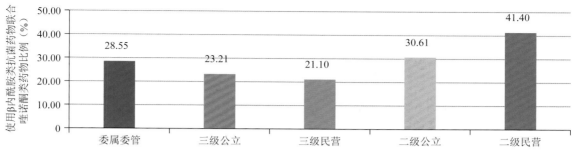

图 2-1-22 2021 年全国各类别医院非 ICU 的 CAP 住院患者使用 β 内酰胺类抗菌药物联合喹诺酮类药物比例

7. CAP 住院患者应用无创机械通气治疗比例

2021 年全国医院 CAP 住院患者应用无创机械通气治疗比例为 6.20%。其中，三级综合为 6.54%，高于二级综合的 5.22%；委属委管为 9.25%；二级民营为 5.80%，较 2020 年（4.41%）增加明显（图 2-1-23 ～图 2-1-26）。

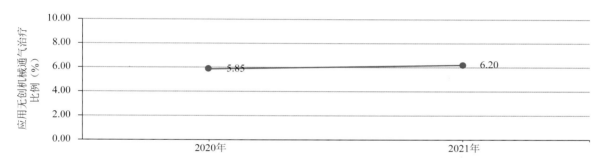

图 2-1-23 2020 年与 2021 年全国医院 CAP 住院患者应用无创机械通气治疗比例

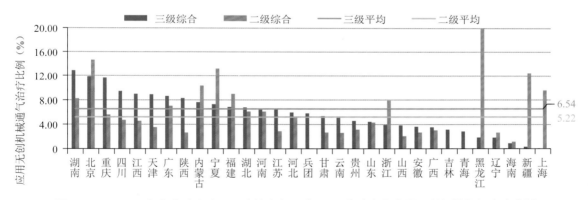

图 2-1-24 2021 年各省（自治区、直辖市）医院 CAP 住院患者应用无创机械通气治疗比例

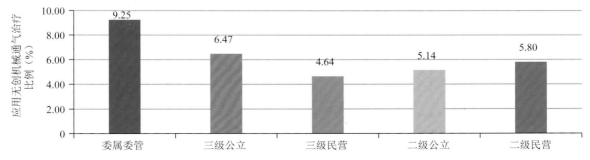

图 2-1-25 2021 年全国各类别医院 CAP 住院患者应用无创机械通气治疗比例

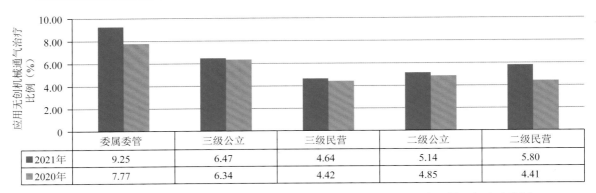

图 2-1-26   2020 年与 2021 年全国各类别医院 CAP 住院患者应用无创机械通气治疗比例

8. CAP 住院患者应用有创机械通气治疗比例

2021 年全国医院 CAP 住院患者应用有创机械通气治疗比例为 2.73%。其中，三级综合为 3.13%，高于二级综合的 1.58%；委属委管医院的比例为 6.51%，明显高于其他类别医院（图 2-1-27 ~ 图 2-1-30 ）。

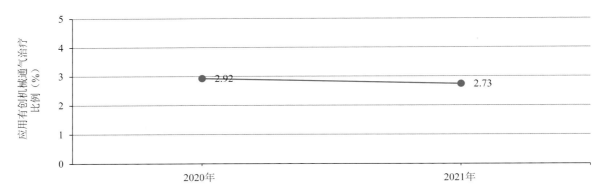

图 2-1-27   2020 年与 2021 年全国医院 CAP 住院患者应用有创机械通气治疗比例

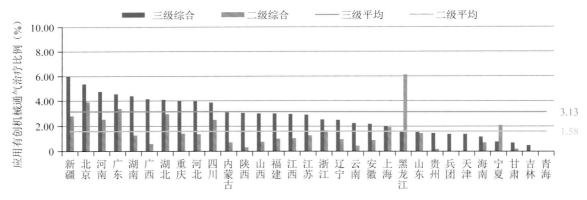

图 2-1-28   2021 年各省（自治区、直辖市）医院 CAP 住院患者应用有创机械通气治疗比例

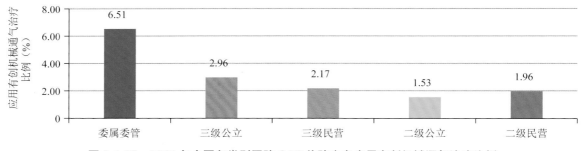

图 2-1-29   2021 年全国各类别医院 CAP 住院患者应用有创机械通气治疗比例

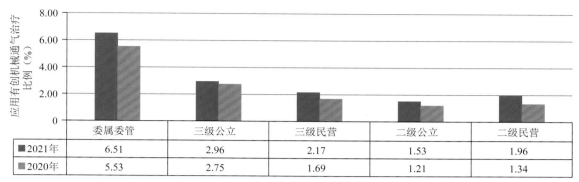

	委属委管	三级公立	三级民营	二级公立	二级民营
■ 2021年	6.51	2.96	2.17	1.53	1.96
▨ 2020年	5.53	2.75	1.69	1.21	1.34

图 2-1-30　2020 年与 2021 年全国各类别医院 CAP 住院患者应用有创机械通气治疗比例

9. CAP 住院患者多重耐药菌检出率

2021 年全国医院 CAP 住院患者多重耐药菌检出率为 4.18%。其中，三级综合为 4.67%，高于二级综合的 2.77%（图 2-1-31 ～ 图 2-1-33）。

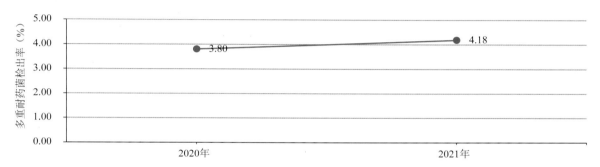

图 2-1-31　2020 年与 2021 年全国医院 CAP 住院患者多重耐药菌检出率

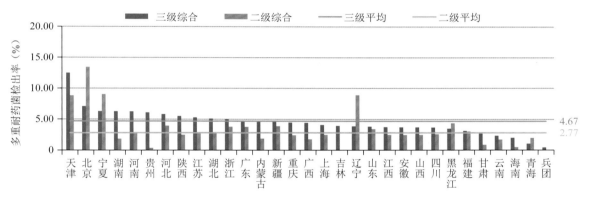

图 2-1-32　2021 年各省（自治区、直辖市）医院 CAP 住院患者多重耐药菌检出率

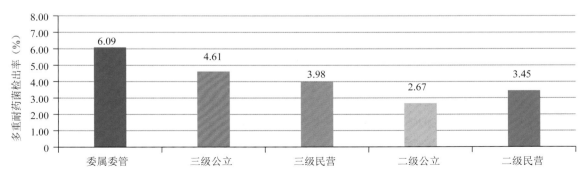

图 2-1-33　2021 年全国各类别医院 CAP 住院患者多重耐药菌检出率

二、CAP 住院患者诊治关键结局的质控情况

1. CAP 住院患者应用无创机械通气治疗病死率

2021 年全国医院 CAP 住院患者应用无创机械通气治疗病死率为 6.87%。其中，三级综合为 7.83%，高于二级综合的 3.41%（图 2-1-34 ～ 图 2-1-36）。

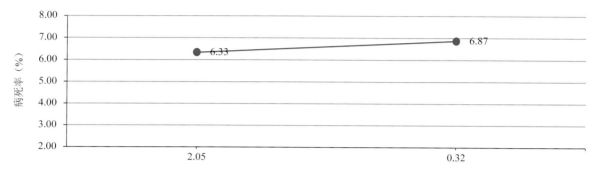

图 2-1-34 2020 年与 2021 年全国医院 CAP 住院患者应用无创机械通气治疗病死率

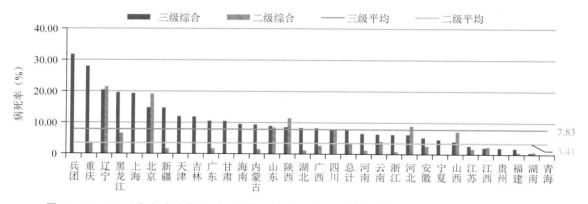

图 2-1-35 2021 年各省（自治区、直辖市）医院 CAP 住院患者应用无创机械通气治疗病死率

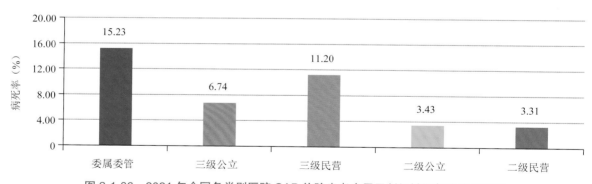

图 2-1-36 2021 年全国各类别医院 CAP 住院患者应用无创机械通气治疗病死率

2. CAP 住院患者应用有创机械通气治疗病死率

2021 年全国医院 CAP 住院患者应用有创机械通气治疗病死率为 19.65%。其中，三级综合为 20.11%，高于二级综合的 17.02%（图 2-1-37 ～ 图 2-1-39）。

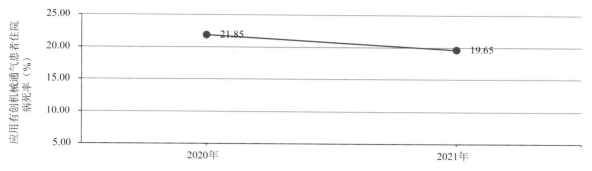

图 2-1-37　2020 年与 2021 年全国医院 CAP 住院患者应用有创机械通气治疗病死率

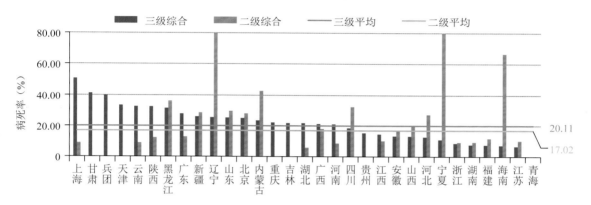

图 2-1-38　2021 年各省（自治区、直辖市）医院 CAP 住院患者应用有创机械通气治疗病死率

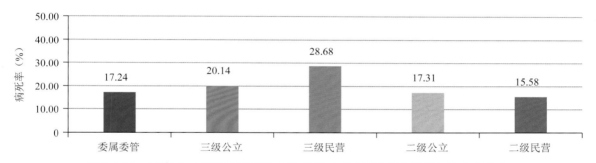

图 2-1-39　2021 年全国各类别医院 CAP 住院患者应用有创机械通气治疗病死率

第二节 慢性阻塞性肺疾病医疗质量评估

一、慢阻肺病住院患者诊治关键过程环节的质控情况

1. 慢阻肺病住院患者数

本次调查的 2525 家医院中共有 1173 家医院完整上报了慢阻肺病急性加重（ICD 编码包括 J44.0、J44.1、J44.9）相关指标数据，共计 594 380 例住院患者，全国慢阻肺病住院患者院均 507 例，高于 2020 年的 443 例。其中，三级综合共 645 家（委属委管 18 家，三级公立 581 家，三级民营 46 家），院均 605 例；二级综合共 528 家（二级公立 402 家，二级民营 126 家），院均 386 例。仍呈现三级综合高于二级综合，公立医院高于民营医院的分布，三级公立院均住院患者数最多，二级民营院均住院患者数最少（表 2-2-1，图 2-2-1 ～ 图 2-2-4）。

表 2-2-1 2021 年全国各类别医院慢阻肺病住院患者数

医院级别	医院数量（家）	住院患者总数（例）	院均住院患者数（例）
全国	1173	594 380	507
三级综合	645	390 460	605
委属委管	18	9157	509
三级公立	581	361 876	623
三级民营	46	19 427	422
二级综合	528	203 920	386
二级公立	402	166 388	414
二级民营	126	37 532	298

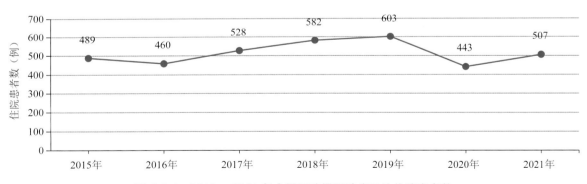

图 2-2-1 2015—2021 年全国医院慢阻肺病平均住院患者数

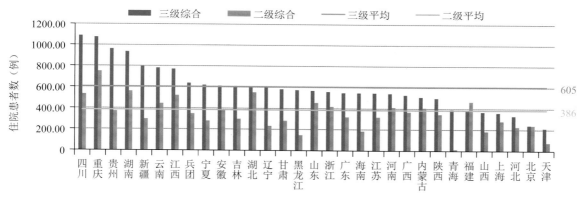

图 2-2-2 2021 年各省（自治区、直辖市）医院慢阻肺病平均住院患者数

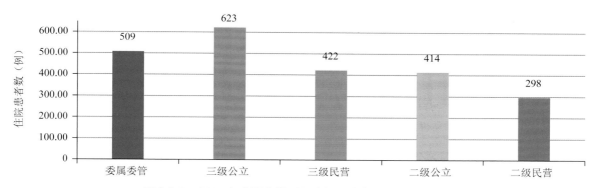

图 2-2-3 2021 年全国各类别医院慢阻肺病平均住院患者数

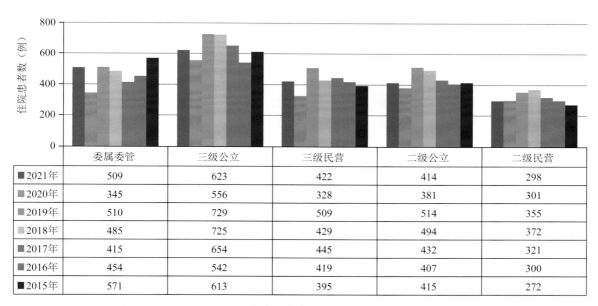

	委属委管	三级公立	三级民营	二级公立	二级民营
2021年	509	623	422	414	298
2020年	345	556	328	381	301
2019年	510	729	509	514	355
2018年	485	725	429	494	372
2017年	415	654	445	432	321
2016年	454	542	419	407	300
2015年	571	613	395	415	272

图 2-2-4 2015—2021 年全国各类别医院慢阻肺病平均住院患者数

2. 慢阻肺病住院患者进行血气分析检查比例

2021 年全国各类别医院慢阻肺病住院患者在住院期间行血气分析检查比例平均值为 88.94%，高于 2020 年（86.20%）。其中，三级综合平均值为 91.21%（委属委管 94.40%，三级公立 91.16%，三级民营 90.69%），高于二级综合的 84.58%（二级公立 85.13%，二级民营 82.13%）；委属委管和三级民营近 3 年呈逐年上升的趋势；三级公立较 2020 年降低；二级综合各类别医院较 2020 年升高。近 6 年的趋势呈持续升高状态（图 2-2-5 ～ 图 2-2-8 ）。

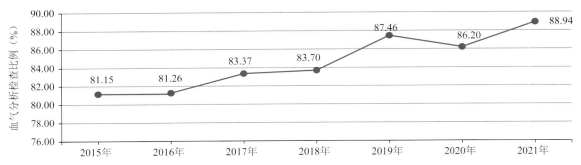

图 2-2-5　2015—2021 年全国医院慢阻肺病住院患者血气分析检查比例

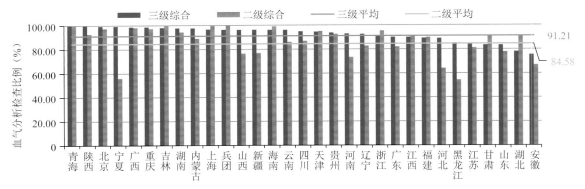

图 2-2-6　2021 年各省（自治区、直辖市）医院慢阻肺病住院患者血气分析检查比例

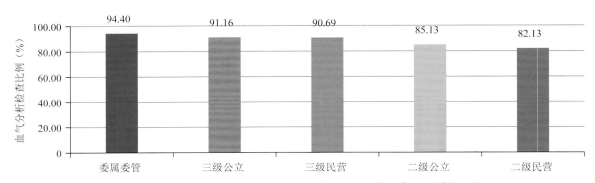

图 2-2-7　2021 年全国各类别医院慢阻肺病住院患者血气分析检查比例

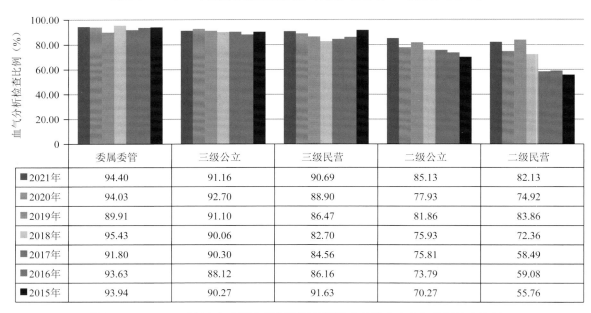

	委属委管	三级公立	三级民营	二级公立	二级民营
2021年	94.40	91.16	90.69	85.13	82.13
2020年	94.03	92.70	88.90	77.93	74.92
2019年	89.91	91.10	86.47	81.86	83.86
2018年	95.43	90.06	82.70	75.93	72.36
2017年	91.80	90.30	84.56	75.81	58.49
2016年	93.63	88.12	86.16	73.79	59.08
2015年	93.94	90.27	91.63	70.27	55.76

图 2-2-8　2015—2021 年全国各类别医院慢阻肺病住院患者血气分析检查比例

3. 慢阻肺病住院患者行胸部影像学检查比例

2021 年全国医院慢阻肺病住院患者行胸部影像学检查比例均值为 92.09%，较 2020 年下降。其中，三级综合为 91.13%（委属委管 81.00%，三级公立 91.25%，三级民营 93.65%），低于二级综合的 93.94%（二级公立 93.80%，二级民营 94.55%）。三级公立低于二级公立，公立医院低于民营医院，委属委管最低（图 2-2-9 ～ 图 2-2-11）。

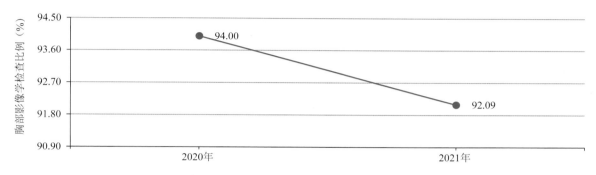

图 2-2-9　2020 年与 2021 年医院慢阻肺病住院患者行胸部影像学检查比例

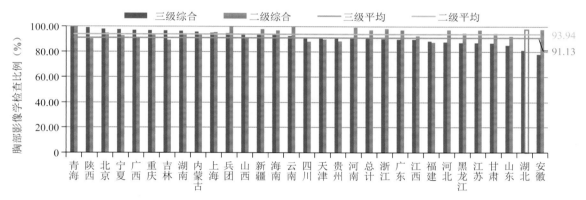

图 2-2-10　2021 年各省（自治区、直辖市）医院慢阻肺病住院患者行胸部影像学检查比例

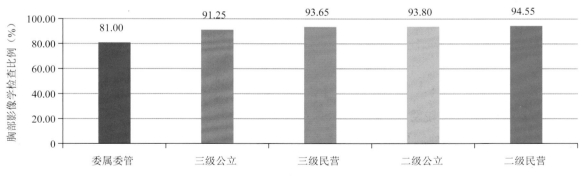

图 2-2-11　2021 年全国各类别医院慢阻肺病住院患者行胸部影像学检查比例

4. 慢阻肺病住院患者行超声心动图检查比例

2021 年全国医院慢阻肺病患者行超声心动图检查比例均值为 73.57%，较 2020 年升高。其中，三级综合为 75.95%（委属委管 74.69%，三级公立 76.09%，三级民营 73.89%），高于二级综合的 69.00%（二级公立 68.67%，二级民营 70.48%）。公立医院高于民营医院，二级民营检查比例增加（图 2-2-12 ～ 图 2-2-14）。

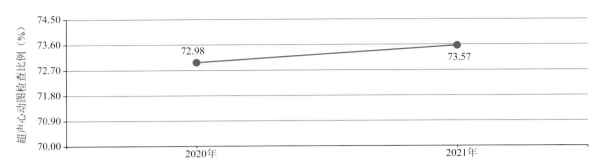

图 2-2-12　2020 年与 2021 年医院慢阻肺病住院患者行超声心动图检查比例

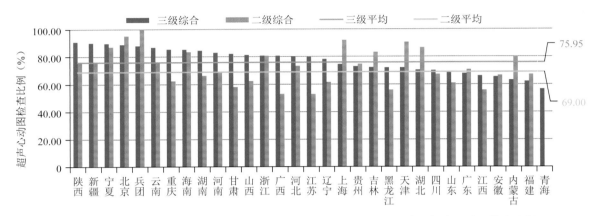

图 2-2-13　2021 年各省（自治区、直辖市）医院慢阻肺病住院患者行超声心动图检查比例

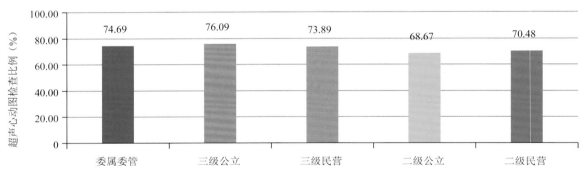

图 2-2-14　2021 年各类别医院慢阻肺病患者行超声心动图检查比例

5. 慢阻肺病住院患者住院期间应用雾化吸入治疗比例

2021 年全国医院慢阻肺病住院患者住院期间应用雾化吸入治疗比例均值为 87.68%，较 2020 年（86.84%）升高。其中，三级综合为 87.86%（委属委管 83.92%，三级公立 88.10%，三级民营 85.27%），略高于二级综合的 87.34%（二级公立 88.20%，二级民营 83.54%）。三级综合中，委属委管较 2020 年（75.99%）上升，三级公立和三级民营较 2020 年（88.54% 和 90.95%）下降。二级综合中，二级公立较 2020 年（84.84%）上升，二级民营较 2020 年（84.14%）下降。所有类别医院中二级民营比例最低（图 2-2-15 ～ 图 2-2-18）。

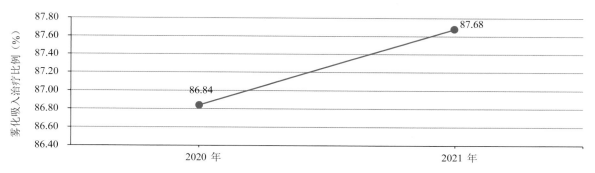

图 2-2-15　2020 年与 2021 年全国医院慢阻肺病患者住院期间应用雾化吸入治疗比例

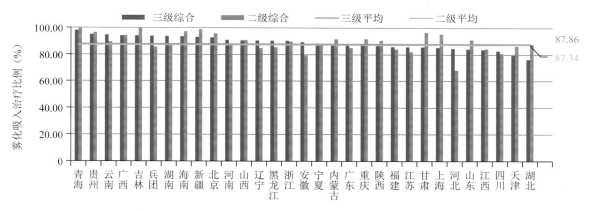

图 2-2-16　2021 年各省（自治区、直辖市）医院慢阻肺病患者住院期间应用雾化吸入治疗比例

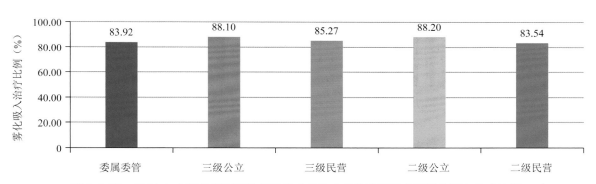

图 2-2-17　2021 年全国各类别医院慢阻肺病住院患者住院期间应用雾化吸入治疗比例

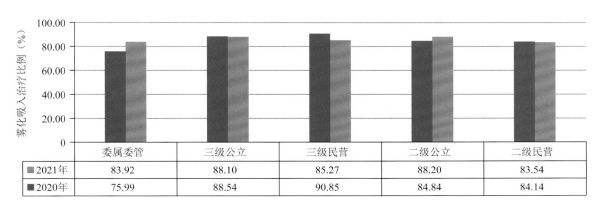

	委属委管	三级公立	三级民营	二级公立	二级民营
2021年	83.92	88.10	85.27	88.20	83.54
2020年	75.99	88.54	90.85	84.84	84.14

图 2-2-18　2020 年与 2021 年全国各类别医院慢阻肺病住院患者住院期间应用雾化吸入治疗比例

6. 慢阻肺病住院患者应用全身糖皮质激素治疗比例

2021年全国医院慢阻肺病住院患者应用全身糖皮质激素治疗比例均值为57.99%，较2020年升高。其中，三级综合为56.49%（委属委管44.21%，三级公立56.32%，三级民营65.33%），低于二级综合的60.86%（二级公立61.68%，二级民营57.22%）；公立医院低于民营医院；委属委管比例最低，但较2020年明显升高（图2-2-19～图2-2-22）。

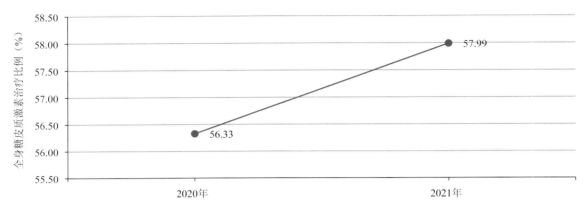

图 2-2-19　2020 年与 2021 年医院慢阻肺病患者应用全身糖皮质激素治疗比例

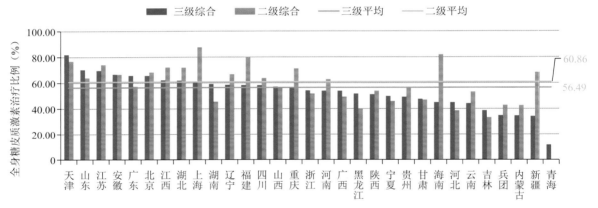

图 2-2-20　2021 年各省（自治区、直辖市）医院慢阻肺病患者应用全身糖皮质激素治疗比例

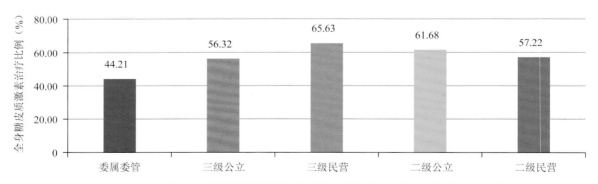

图 2-2-21　2021 年各类别医院慢阻肺病住院患者应用全身糖皮质激素治疗比例

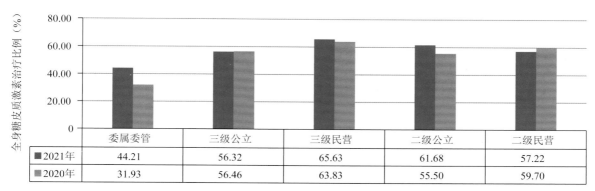

图 2-2-22 2020 年与 2021 年各类别医院慢阻肺病住院患者应用全身糖皮质激素治疗比例

7. 慢阻肺病住院患者应用无创机械通气治疗比例

2021 年全国医院慢阻肺病住院患者住院期间应用无创机械通气治疗比例均值为 18.18%,较 2020 年(17.79%)升高,近 6 年趋势总体平稳。其中,三级综合为 20.40%(委属委管 16.74%,三级公立 20.83%,三级民营 14.15%),高于二级综合的 13.95%(二级公立 14.58%,二级民营 11.17%)。三级综合中,委属委管连续 5 年下降,三级公立较 2020 年略有下降,三级民营较 2020 年下降且近 5 年基本保持稳定;二级综合中,二级公立较 2020 年上升,二级民营较 2020 年略下降(图 2-2-23 ~ 图 2-2-26)。

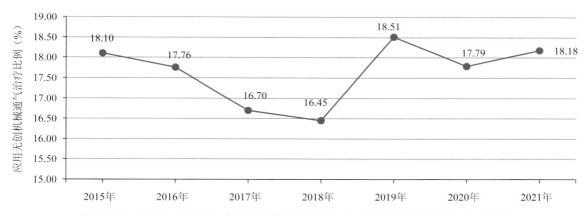

图 2-2-23 2015—2021 年全国医院慢阻肺病住院患者应用无创机械通气治疗比例

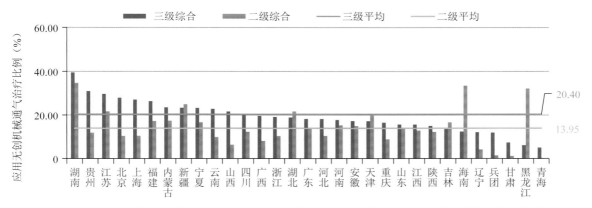

图 2-2-24 2021 年各省(自治区、直辖市)医院慢阻肺病住院患者应用无创机械通气治疗比例

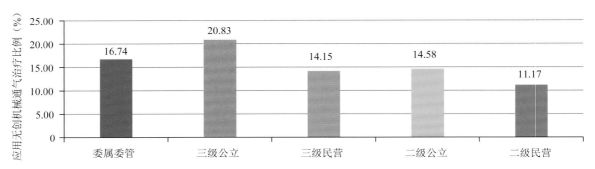

图 2-2-25 2021 年全国各类别医院慢阻肺病住院患者应用无创机械通气治疗比例

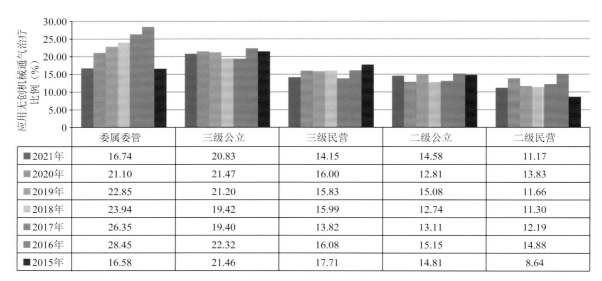

	委属委管	三级公立	三级民营	二级公立	二级民营
2021年	16.74	20.83	14.15	14.58	11.17
2020年	21.10	21.47	16.00	12.81	13.83
2019年	22.85	21.20	15.83	15.08	11.66
2018年	23.94	19.42	15.99	12.74	11.30
2017年	26.35	19.40	13.82	13.11	12.19
2016年	28.45	22.32	16.08	15.15	14.88
2015年	16.58	21.46	17.71	14.81	8.64

图 2-2-26 2015—2021 年全国各类别医院慢阻肺病住院患者应用无创机械通气治疗比例

8. 慢阻肺病住院患者应用有创机械通气治疗比例

2021 年全国医院慢阻肺病住院患者住院期间应用有创机械通气治疗比例为 2.56%，较 2020 年（2.35%）上升，但近 6 年总体呈逐渐下降趋势。其中，三级综合为 2.96%（委属委管 3.68%，三级公立 3.00%，三级民营 1.81%），高于二级综合的 1.80%（二级公立 1.91%，二级民营 1.32%）；委属委管比例最高，但连续 3 年下降；三级公立仍高于三级民营、二级公立和二级民营（图 2-2-27 ~ 图 2-2-30）。

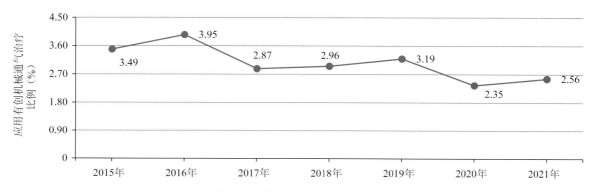

图 2-2-27 2015—2021 年全国医院慢阻肺病住院患者应用有创机械通气治疗比例

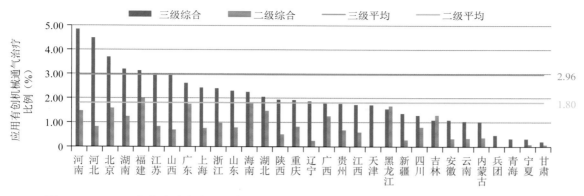

图 2-2-28　2021 年各省（自治区、直辖市）医院慢阻肺病住院患者应用有创机械通气治疗比例

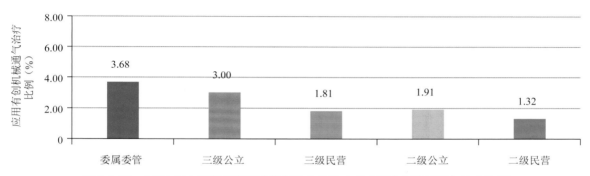

图 2-2-29　2021 年全国各类别医院慢阻肺病住院患者应用有创机械通气治疗比例

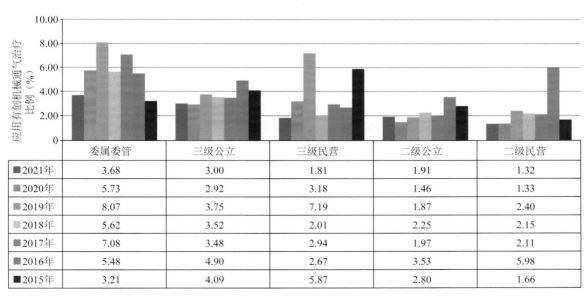

	委属委管	三级公立	三级民营	二级公立	二级民营
■2021年	3.68	3.00	1.81	1.91	1.32
■2020年	5.73	2.92	3.18	1.46	1.33
■2019年	8.07	3.75	7.19	1.87	2.40
■2018年	5.62	3.52	2.01	2.25	2.15
■2017年	7.08	3.48	2.94	1.97	2.11
■2016年	5.48	4.90	2.67	3.53	5.98
■2015年	3.21	4.09	5.87	2.80	1.66

图 2-2-30　2015—2020 年全国各类别医院慢阻肺病住院患者应用有创机械通气治疗比例

9. 慢阻肺病住院患者出院时处方了长期维持吸入药物比例

2021 年全国医院慢阻肺病住院患者出院时处方了长期维持吸入药物比例为 81.19%，较 2020 年升高。其中，三级综合为 84.45%（委属委管 85.37%，三级公立 84.54%，三级民营 82.37%），高于二级综合的 74.97%（二级公立 77.73%，二级民营 62.74%）；公立医院高于民营医院；二级民营比例最低且低于平均值（图 2-2-31 ～ 图 2-2-33）。

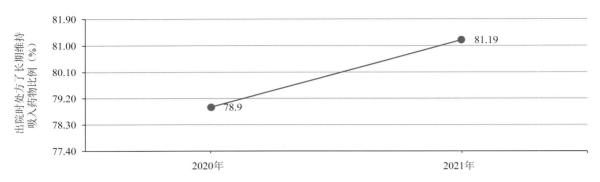

图 2-2-31 2020 年与 2021 年全国医院慢阻肺病患者出院时处方了长期维持吸入药物比例

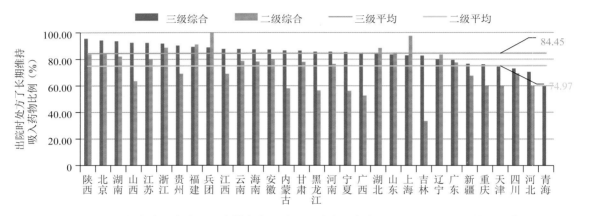

图 2-2-32 2021 年各省（自治区、直辖市）医院慢阻肺病患者出院时处方了长期维持吸入药物比例

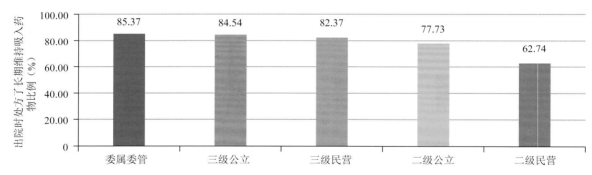

图 2-2-33 2021 年全国各类别医院慢阻肺病住院患者出院时处方了长期维持吸入药物比例

二、慢阻肺病住院患者诊治关键结局的质控情况

1. 慢阻肺病住院患者住院期间仅应用无创机械通气治疗病死率

2021 年全国医院慢阻肺病住院患者住院期间仅应用无创机械通气的平均病死率为 2.56%。其中，三级综合为 2.50%（委属委管 4.63%，三级公立 2.36%，三级民营 5.06%），低于二级综合的 3.26%（二级公立 2.00%，二级民营 10.52%）；民营医院病死率最高，需要特别关注（图 2-2-34 ～ 图 2-2-36）。

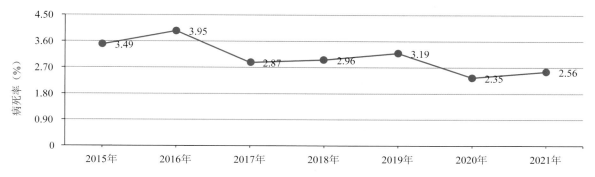

图 2-2-34　2015—2021 年全国医院慢阻肺病住院患者仅应用无创机械通气平均病死率

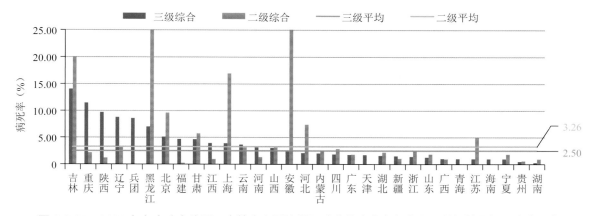

图 2-2-35　2021 年各省（自治区、直辖市）医院慢阻肺病住院患者仅应用无创机械通气平均病死率

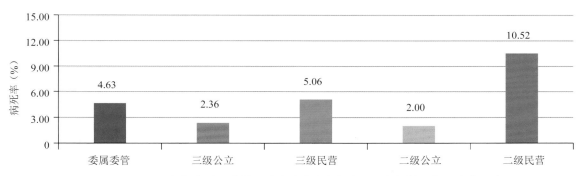

图 2-2-36　2021 年各类别医院慢阻肺病住院患者仅应用无创机械通气平均病死率

2. 慢阻肺病住院患者应用有创机械通气治疗病死率

2021 年全国医院慢阻肺病患者住院期间应用有创机械通气的平均住院病死率为 13.15%，较 2020 年（14.77%）有所下降。其中，三级综合为 12.70%（委属委管 12.73%，三级公立 12.41%，三级民营 23.86%），低于二级综合的 14.35%（二级公立 13.69%，二级民营 18.62%）。三级综合各类别医院数值均较前下降。三级民营数值最高；二级民营近 3 年变化呈下降趋势（图 2-2-37 ～ 图 2-2-40）。

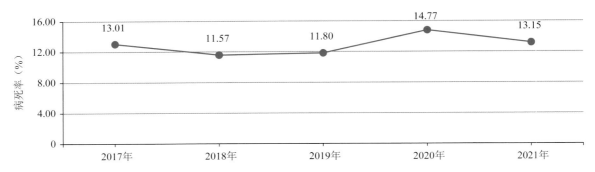

图 2-2-37　2017—2021 年全国医院慢阻肺病住院患者应用有创机械通气治疗病死率

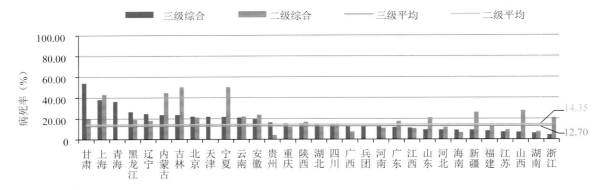

图 2-2-38　2021 年各省（自治区、直辖市）医院慢阻肺病住院患者应用有创机械通气治疗病死率

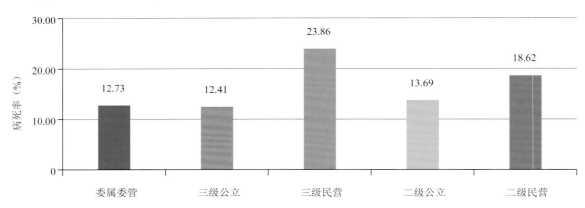

图 2-2-39　2021 年各类别医院慢阻肺病住院患者应用有创机械通气治疗病死率

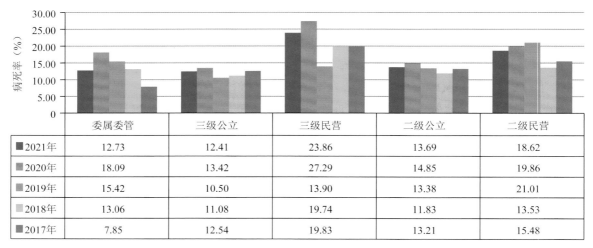

	委属委管	三级公立	三级民营	二级公立	二级民营
2021年	12.73	12.41	23.86	13.69	18.62
2020年	18.09	13.42	27.29	14.85	19.86
2019年	15.42	10.50	13.90	13.38	21.01
2018年	13.06	11.08	19.74	11.83	13.53
2017年	7.85	12.54	19.83	13.21	15.48

图 2-2-40　2017—2021 年各类别医院慢阻肺病住院患者应用有创通气病死率

第三节　支气管哮喘医疗质量评估

1. 支气管哮喘住院患者数

本次调查的 2525 家医院中共有 1259 家医院完整上报了支气管哮喘（ICD 编码 J45.0、J45.1、J45.9、J46）相关指标数据，共计 120 796 例患者，院均 96 例，高于 2020 年（84 例）。其中，三级综合为 115 例，高于二级综合的 72 例，公立医院高于民营医院，委属委管最高（194 例），二级民营最低（51 例）。除二级民营外，各类别医院院均支气管哮喘住院人数均较 2020 年升高（表 2-3-1，图 2-3-1 ～ 图 2-3-4）。

表 2-3-1　2021 年全国各类别医院哮喘住院患者数

医院级别	医院数量（家）	住院患者总数（例）	院均住院患者数（例）
全国	1259	120 796	96
三级综合	679	78 119	115
委属委管	16	3101	194
三级公立	614	70 842	115
三级民营	49	4176	85
二级综合	580	42 677	72
二级公立	443	35 638	80
二级民营	137	7039	51

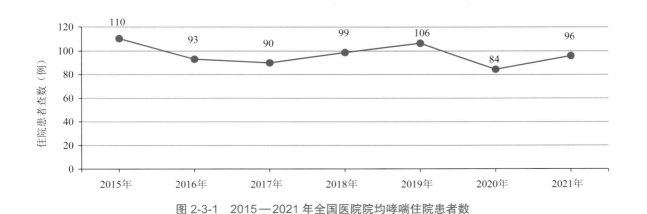

图 2-3-1　2015—2021 年全国医院院均哮喘住院患者数

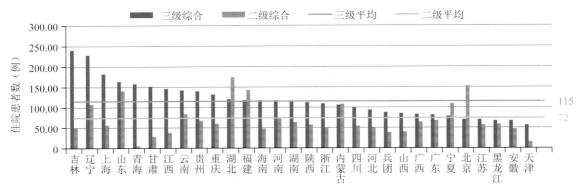

图 2-3-2　2021 年各省（自治区、直辖市）医院院均哮喘住院患者数

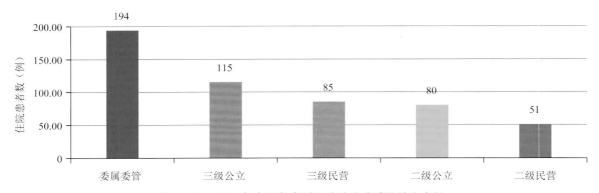

图 2-3-3　2021 年全国各类别医院院均哮喘住院患者数

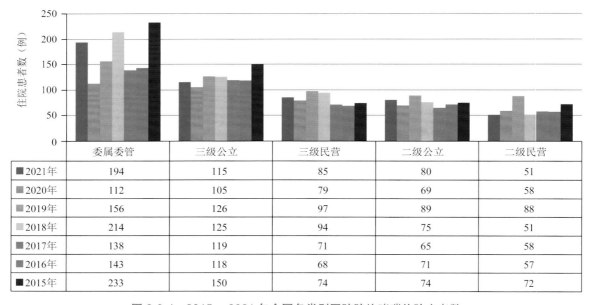

	委属委管	三级公立	三级民营	二级公立	二级民营
2021年	194	115	85	80	51
2020年	112	105	79	69	58
2019年	156	126	97	89	88
2018年	214	125	94	75	51
2017年	138	119	71	65	58
2016年	143	118	68	71	57
2015年	233	150	74	74	72

图 2-3-4　2015—2021 年全国各类别医院院均哮喘住院患者数

2. 支气管哮喘住院患者进行血气分析检查比例

2021 年全国医院支气管哮喘住院患者至少进行 1 次血气分析检查的平均比例为 83.99%，与 2020 年（81.68%）相比升高，近 4 年呈上升趋势。其中，三级综合为 86.77%，高于二级综合的 78.90%，公立医院高于民营医院，三级公立最高（87.46%），二级民营最低（63.86%）。除三级公立外，各类别医院数值均高于 2020 年，二级公立连续 4 年呈上升趋势（图 2-3-5 ～ 图 2-3-8）。

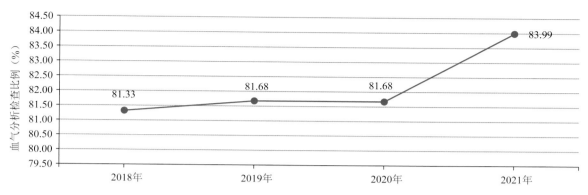

图 2-3-5　2018—2021 年全国医院院均哮喘住院患者血气分析检查比例

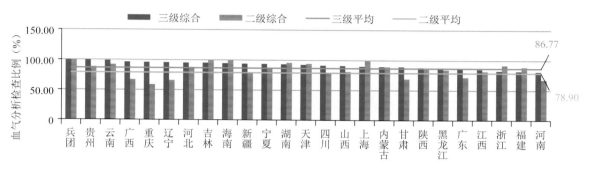

图 2-3-6　2021 年各省（自治区、直辖市）医院院均哮喘住院患者血气分析检查比例

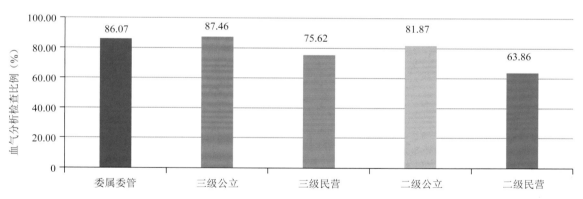

图 2-3-7　2021 年全国各类别医院院均哮喘住院患者血气分析检查比例

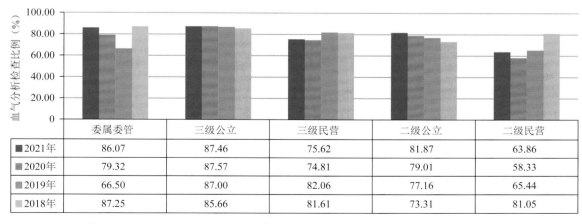

	委属委管	三级公立	三级民营	二级公立	二级民营
2021年	86.07	87.46	75.62	81.87	63.86
2020年	79.32	87.57	74.81	79.01	58.33
2019年	66.50	87.00	82.06	77.16	65.44
2018年	87.25	85.66	81.61	73.31	81.05

图 2-3-8　2018—2021 年全国各类别医院院均哮喘住院患者血气分析检查比例

3. 支气管哮喘住院患者行严重程度分级比例

2021 年全国医院支气管哮喘住院患者行严重程度分级比例为 75.76%。其中，三级综合为 79.25%，高于二级综合的 69.34%；委属委管最高（82.68%），二级民营最低（66.46%）（图 2-3-9 ～ 图 2-3-11）。

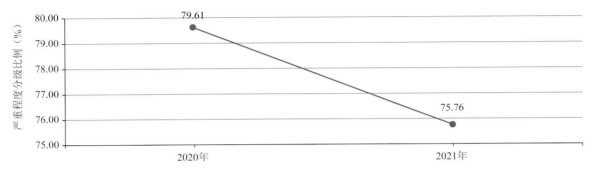

图 2-3-9   2020 年与 2021 年哮喘住院患者行严重程度分级比例

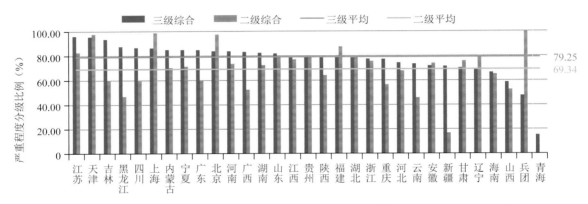

图 2-3-10   2021 年各省（自治区、直辖市）医院哮喘住院患者行严重程度分级比例

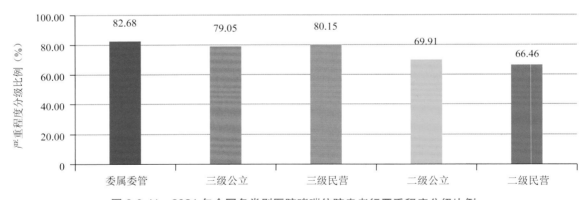

图 2-3-11   2021 年全国各类别医院哮喘住院患者行严重程度分级比例

4. 支气管哮喘住院患者行肺功能检查比例

2021 年全国医院支气管哮喘住院患者行肺功能检查比例为 75.75%，高于 2020 年的 72.67%。其中，三级综合为 78.51%，高于二级综合的 70.58%；委属委管最高（77.05%），二级民营最低（64.85%）（图 2-3-12 ～ 图 2-3-14）。

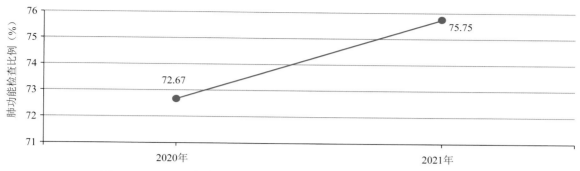

图 2-3-12　2020 年与 2021 年各医院哮喘住院患者进行肺功能检查比例

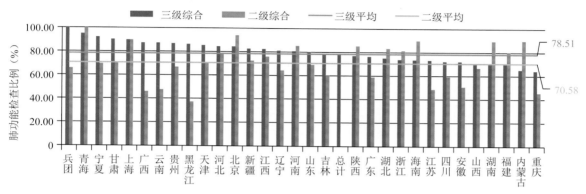

图 2-3-13　2021 年各省（自治区、直辖市）医院哮喘住院患者进行肺功能检查比例

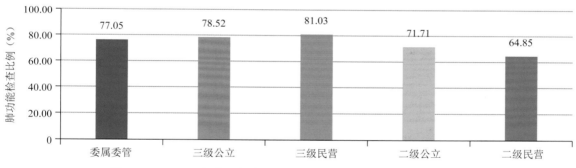

图 2-3-14　2021 年全国各类别医院哮喘住院患者行肺功能检查比例

5. 支气管哮喘住院患者行血清总 IgE 检测比例

2021 年全国医院支气管哮喘住院患者行血清总 IgE 检测比例为 42.12%，高于 2020 年的 38.92%。其中，三级综合为 48.88%，高于二级综合的 29.79%；委属委管最高（74.52%）且显著高于其他类别医院，二级民营最低（28.74%）（图 2-3-15 ～ 图 2-3-17）。

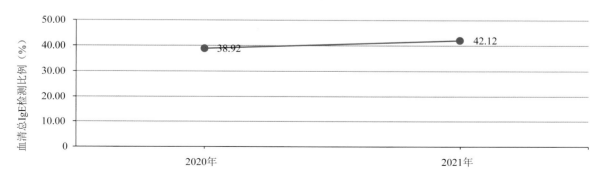

图 2-3-15　2020 年与 2021 年全国医院哮喘住院患者进行血清总 IgE 检测比例

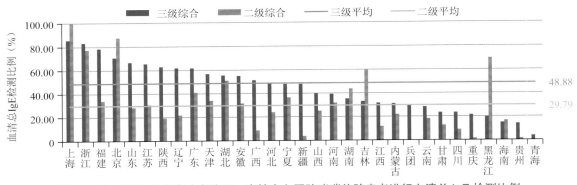

图 2-3-16　2021 年各省（自治区、直辖市）医院哮喘住院患者进行血清总 IgE 检测比例

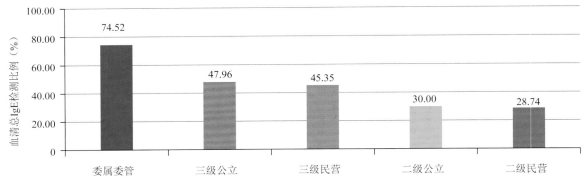

图 2-3-17　2021 年全国各类别医院哮喘住院患者进行血清总 IgE 检测比例

6. 支气管哮喘住院患者应用雾化吸入支气管扩张剂治疗比例

2021 年全国医院支气管哮喘住院患者应用雾化吸入支气管扩张剂治疗的比例为 90.07%。其中，三级综合为 90.02%，与二级综合（90.21%）基本持平；三级民营最高（93.51%），委属委管最低（81.23%）（图 2-3-18 ～ 图 2-3-20）。

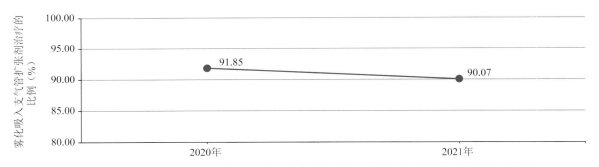

图 2-3-18　2020 年与 2021 年全国医院哮喘住院患者应用雾化吸入支气管扩张剂治疗比例

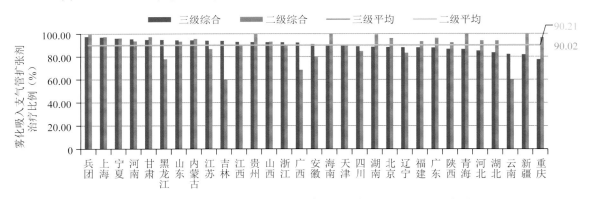

图 2-3-19　2021 年各省（自治区、直辖市）医院哮喘住院患者应用雾化吸入支气管扩张剂治疗比例

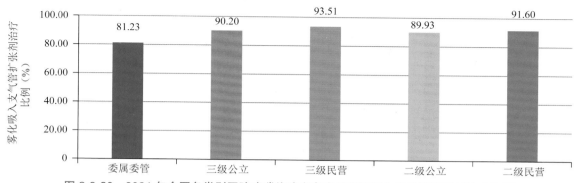

图 2-3-20　2021 年全国各类别医院哮喘住院患者应用雾化吸入支气管扩张剂治疗比例

7. 支气管哮喘住院患者应用雾化糖皮质激素治疗比例

2021 年全国医院哮喘住院患者应用雾化糖皮质激素治疗比例为 89.00%，与 2020 年（88.89%）基本持平。其中，三级综合为 90.89%，高于二级综合的 85.53%；三级民营最高（94.88%），二级民营最低（74.53%）。三级公立、二级公立近 4 年基本持平，委属委管、三级民营、二级民营较 2020 年增加（图 2-3-21 ～ 图 2-3-24）。

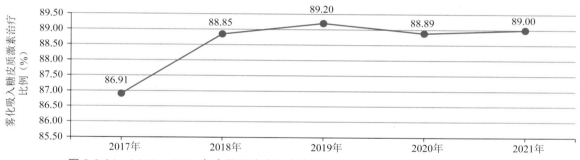

图 2-3-21　2017—2021 年全国医院院均哮喘住院患者应用雾化糖皮质激素治疗比例

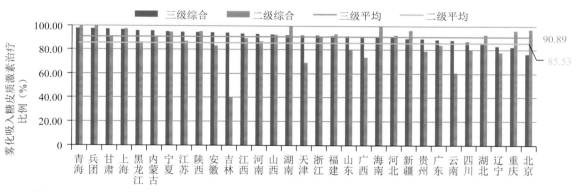

图 2-3-22　2021 年各省（自治区、直辖市）医院院均哮喘住院患者应用雾化糖皮质激素治疗比例

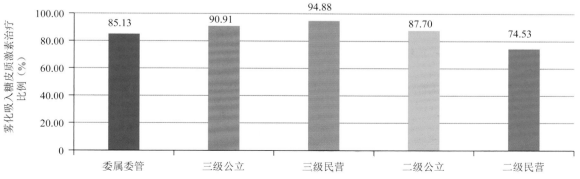

图 2-3-23　2021 年全国各类别医院院均哮喘住院患者应用雾化糖皮质激素治疗比例

51

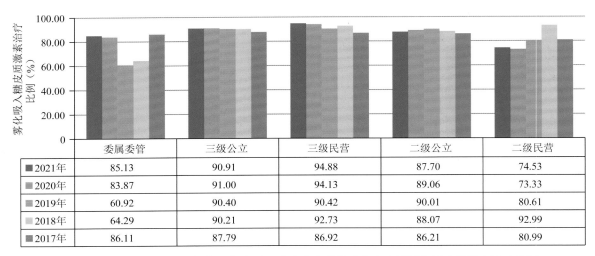

	委属委管	三级公立	三级民营	二级公立	二级民营
■2021年	85.13	90.91	94.88	87.70	74.53
■2020年	83.87	91.00	94.13	89.06	73.33
■2019年	60.92	90.40	90.42	90.01	80.61
■2018年	64.29	90.21	92.73	88.07	92.99
■2017年	86.11	87.79	86.92	86.21	80.99

图 2-3-24 2017—2021 年全国各类别医院院均哮喘住院患者应用雾化糖皮质激素治疗比例

8. 支气管哮喘住院患者应用全身糖皮质激素治疗比例

2021 年全国医院支气管哮喘住院患者应用全身糖皮质激素治疗比例为 61.90%，较 2020 年的 60.66% 略上升。其中，三级综合为 62.76%，高于二级综合的 60.31%；委属委管最低（37.79%），三级民营最高（68.75%）。三级公立、二级公立较 2020 年有上升，其余各类别医院较 2020 年均下降（图 2-3-25 ～ 图 2-3-28）。

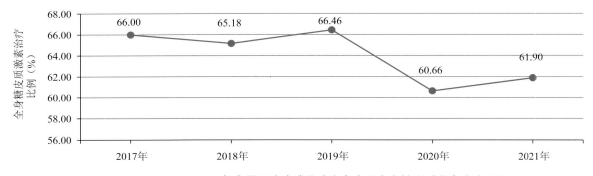

图 2-3-25 2017—2021 年全国医院哮喘住院患者应用全身糖皮质激素治疗比例

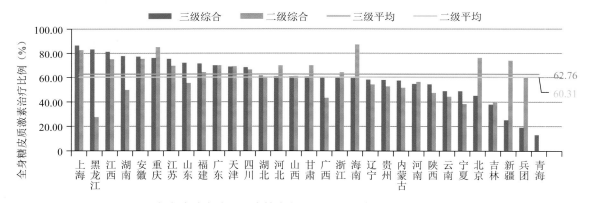

图 2-3-26 2021 年各省（自治区、直辖市）医院院均哮喘住院患者全身糖皮质激素治疗比例

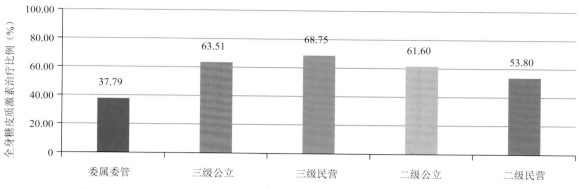

图 2-3-27 2021 年全国各类别医院院均哮喘住院患者全身糖皮质激素治疗比例

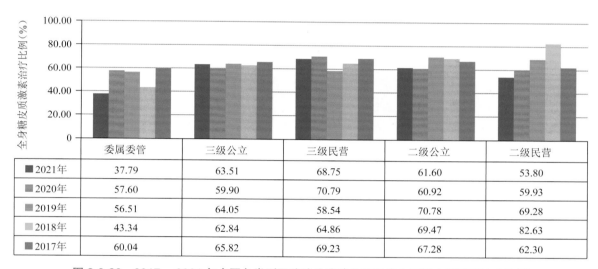

	委属委管	三级公立	三级民营	二级公立	二级民营
2021年	37.79	63.51	68.75	61.60	53.80
2020年	57.60	59.90	70.79	60.92	59.93
2019年	56.51	64.05	58.54	70.78	69.28
2018年	43.34	62.84	64.86	69.47	82.63
2017年	60.04	65.82	69.23	67.28	62.30

图 2-3-28 2017—2021 年全国各类别医院院均哮喘住院患者全身糖皮质激素治疗比例

9. 支气管哮喘住院患者应用抗菌药物治疗比例

2021 年全国医院支气管哮喘住院患者应用抗菌药物治疗比例为 61.78%，低于 2020 年的 63.99%。其中，三级综合为 62.85%，高于二级综合的 59.65%；公立医院低于民营医院，二级民营最高（70.98%），委属委管最低（48.82%）（图 2-3-29 ～ 图 2-3-31）。

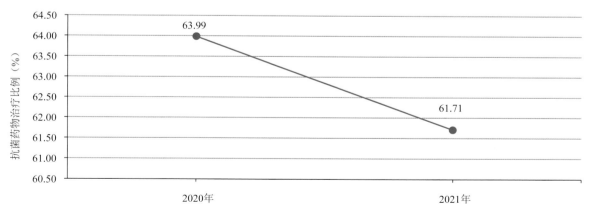

图 2-3-29 2020 年与 2021 年全国医院哮喘住院患者应用抗菌药物治疗比例

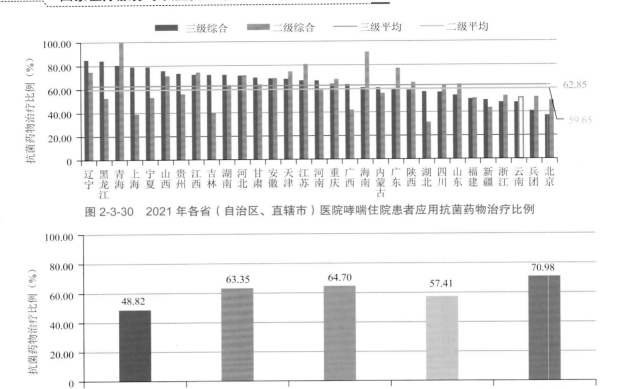

图 2-3-30   2021 年各省（自治区、直辖市）医院哮喘住院患者应用抗菌药物治疗比例

图 2-3-31   2021 年全国各类别医院哮喘住院患者应用抗菌药物治疗比例

10. 支气管哮喘住院患者应用无创机械通气治疗比例

2021 年全国医院支气管哮喘住院患者应用无创机械通气平均比例为 8.77%，低于 2020 年的 10.42%。其中，三级综合为 9.00%，高于二级综合的 8.34%；委属委管最高（11.38%），二级民营最低（5.24%）。除委属委管外，其余各类别医院数值均较 2020 年下降（图 2-3-32 ～ 图 2-3-35）。

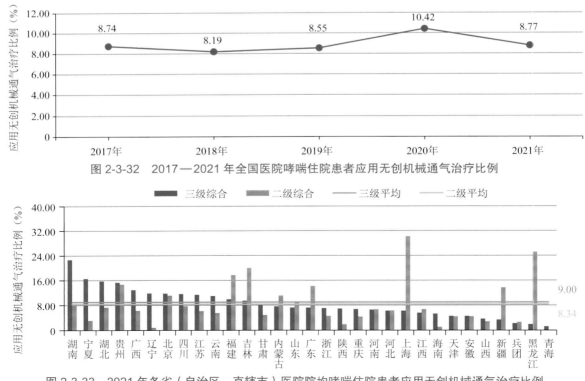

图 2-3-32   2017—2021 年全国医院哮喘住院患者应用无创机械通气治疗比例

图 2-3-33   2021 年各省（自治区、直辖市）医院院均哮喘住院患者应用无创机械通气治疗比例

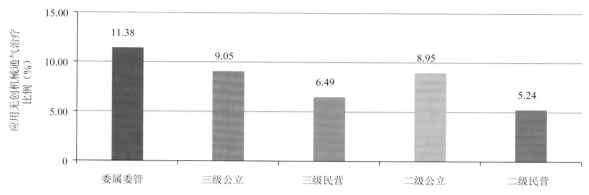

图 2-3-34 2021 年全国各类别医院院均哮喘住院患者应用无创机械通气治疗比例

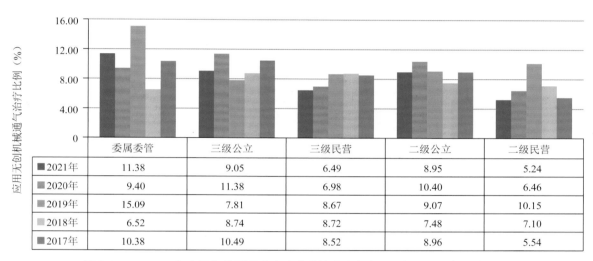

	委属委管	三级公立	三级民营	二级公立	二级民营
2021年	11.38	9.05	6.49	8.95	5.24
2020年	9.40	11.38	6.98	10.40	6.46
2019年	15.09	7.81	8.67	9.07	10.15
2018年	6.52	8.74	8.72	7.48	7.10
2017年	10.38	10.49	8.52	8.96	5.54

图 2-3-35 2021 年全国各类别医院院均哮喘住院患者应用无创机械通气治疗比例

11. 支气管哮喘住院患者应用有创机械通气治疗比例

2021 年全国医院哮喘住院患者应用有创机械通气治疗比例为 1.51%，低于 2020 年的 1.71%。其中，三级综合为 1.68%，高于二级综合（1.19%）；委属委管最高（2.06%），二级民营最低（1.14%）。委属委管、二级民营较 2020 年增加，三级公立、三级民营、二级公立较 2020 年降低（图 2-3-36 ～ 图 2-3-39）。

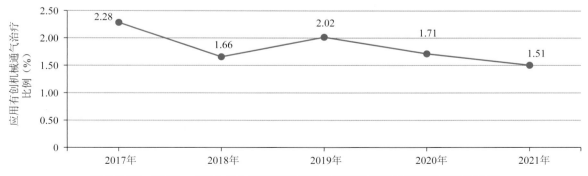

图 2-3-36 2017—2021 年全国医院哮喘住院患者应用有创机械通气治疗比例

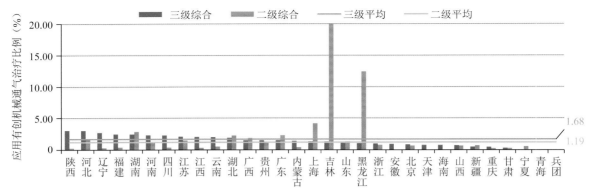

图 2-3-37　2021 年各省（自治区、直辖市）医院院均哮喘住院患者应用有创机械通气治疗比例

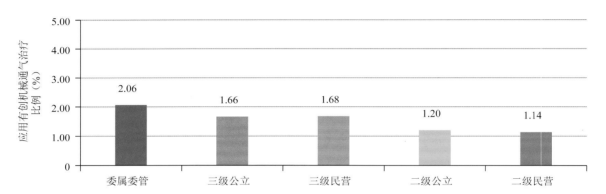

图 2-3-38　2021 年全国各类别医院院均哮喘住院患者应用有创机械通气治疗比例

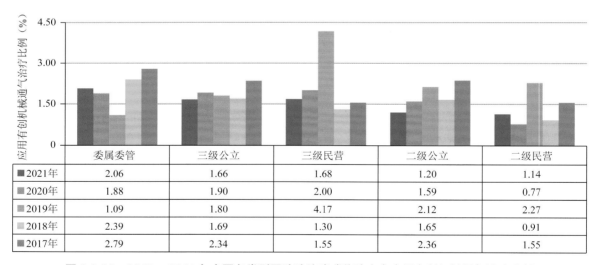

	委属委管	三级公立	三级民营	二级公立	二级民营
2021年	2.06	1.66	1.68	1.20	1.14
2020年	1.88	1.90	2.00	1.59	0.77
2019年	1.09	1.80	4.17	2.12	2.27
2018年	2.39	1.69	1.30	1.65	0.91
2017年	2.79	2.34	1.55	2.36	1.55

图 2-3-39　2017—2021 年全国各类别医院院均哮喘住院患者应用有创机械通气治疗比例

12. 支气管哮喘患者出院时处方或嘱咐使用控制药物比例

2021 年全国医院支气管哮喘患者出院时处方或嘱咐使用控制药物比例为 86.84%，低于 2020 年的 89.59%。其中，三级综合为 89.51%，高于二级综合的 81.93%；委属委管最高（94.65%），二级民营最低（76.93%）（图 2-3-40 ～ 图 2-3-42）。

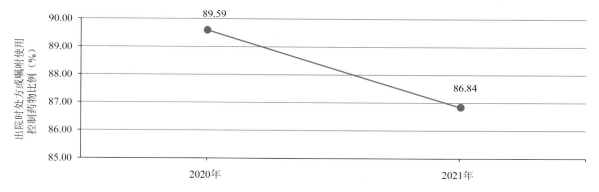

图 2-3-40 2020 年与 2021 年全国医院哮喘患者出院时处方或嘱咐使用控制药物比例

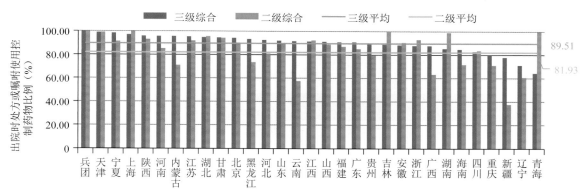

图 2-3-41 2021 年各省（自治区、直辖市）医院哮喘患者出院时处方或嘱咐使用控制药物比例

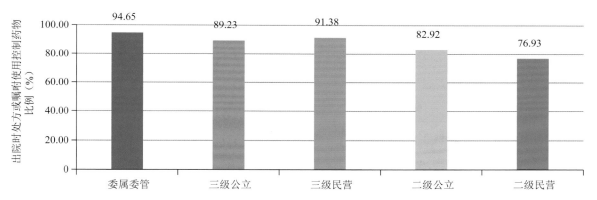

图 2-3-42 2021 年全国各类别医院哮喘患者出院时处方或嘱咐使用控制药物比例

第四节　肺血栓栓塞症医疗质量评估

一、肺栓塞住院患者诊治关键过程环节的质控情况

1. 肺栓塞住院患者数

本次调查选取全国 30 个省（自治区、直辖市）及兵团的 1405 家医院登记的肺栓塞住院患者数据进行分析，范围覆盖二级及以上类别的综合性医院（包括公立及民营）。2021 年全国院均肺栓塞住院人数为 25 例，与 2020 年持平，略高于既往年份。其中，三级综合院均肺栓塞住院人数为 36 例，高于二级综合的 9 例。不同类别医院横向比较，委属委管年均肺栓塞住院人数明显多于其他医院，而非委属委管中，三级公立也明显多于三级民营和二级综合，这与过去 5 年的趋势一致。纵向比较，委属委管平均肺栓塞住院人数较 2020 年减少，三级公立和二级民营较往年小幅增加，二级综合不同年份有小幅度波动（表 2-4-1，图 2-4-1 ～ 图 2-4-4）。

表 2-4-1　2021 年全国各类别医院肺栓塞住院患者数

医院级别	医院数量（家）	住院患者总数（例）	院均住院患者数（例）
全国	1405	35 513	25
三级综合	828	30 083	36
委属委管	16	1482	93
三级公立	741	27 660	37
三级民营	71	941	13
二级综合	577	5430	9
二级公立	478	4614	10
二级民营	99	816	8

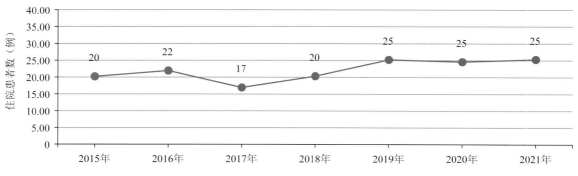

图 2-4-1　2015—2021 年全国医院院均肺栓塞住院患者数

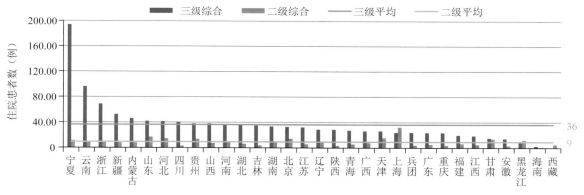

图 2-4-2　2021 年各省（自治区、直辖市）医院院均肺栓塞住院患者数

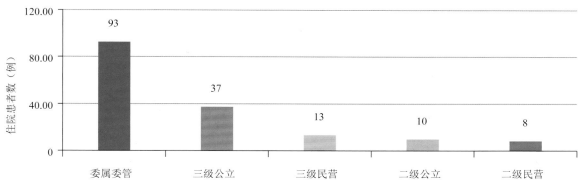

图 2-4-3　2021 年全国各类别医院院均肺栓塞住院患者数

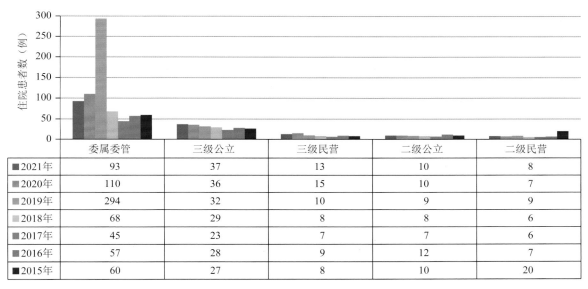

	委属委管	三级公立	三级民营	二级公立	二级民营
■2021年	93	37	13	10	8
■2020年	110	36	15	10	7
■2019年	294	32	10	9	9
■2018年	68	29	8	8	6
■2017年	45	23	7	7	6
■2016年	57	28	9	12	7
■2015年	60	27	8	10	20

图 2-4-4　2015—2021 年全国各类别医院院均肺栓塞住院患者数

2. 肺栓塞住院患者行确诊检查比例

2021 年全国肺栓塞住院患者行确诊检查比例为 90.07%，与 2020 年（90.68%）接近。其中，三级综合为 91.36%，高于二级综合的 82.95%。二级民营（55.02%）最低，委属委管（69.23%）较低，三级民营（94.05%）最高（图 2-4-5 ～ 图 2-4-8）。

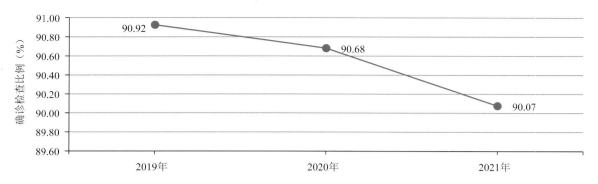

图 2-4-5　2019—2021 年全国医院院均肺栓塞住院患者行确诊检查比例

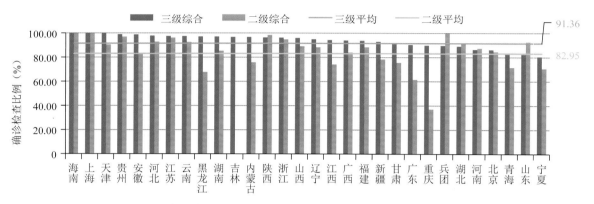

图 2-4-6　2021 年各省（自治区、直辖市）医院肺栓塞住院患者行确诊检查比例

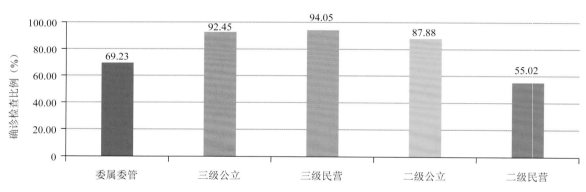

图 2-4-7　2021 年全国各类别医院肺栓塞住院患者行确诊检查比例

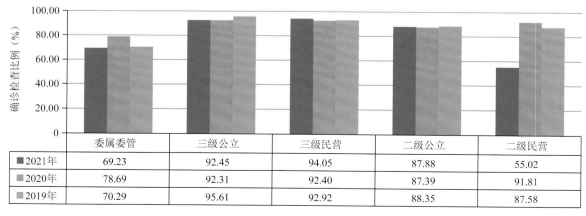

	委属委管	三级公立	三级民营	二级公立	二级民营
■2021年	69.23	92.45	94.05	87.88	55.02
■2020年	78.69	92.31	92.40	87.39	91.81
■2019年	70.29	95.61	92.92	88.35	87.58

图 2-4-8　2019—2021 年全国各类别医院肺栓塞住院患者行确诊检查比例

3.肺栓塞住院患者行深静脉血栓相关检查比例

2021 年全国肺栓塞住院患者行深静脉血栓相关检查比例为 89.02%，低于 2020 年（91.37%）。其中，三级综合为 89.44%，高于二级综合的 86.69%。三级民营和二级公立较高，均达到 90% 以上；委属委管和三级公立稍低；二级民营（63.36%）最低（图 2-4-9 ～ 图 2-4-12）。

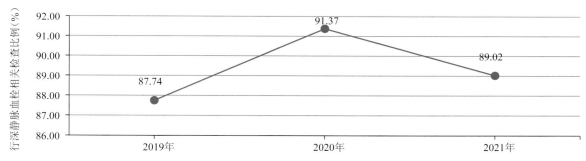

图 2-4-9　2019—2021 年全国医院肺栓塞住院患者行深静脉血栓相关检查比例

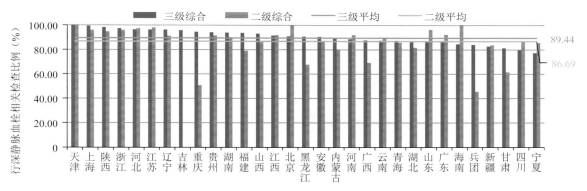

图 2-4-10　2021 年各省（自治区、直辖市）医院肺栓塞住院患者行深静脉血栓相关检查比例

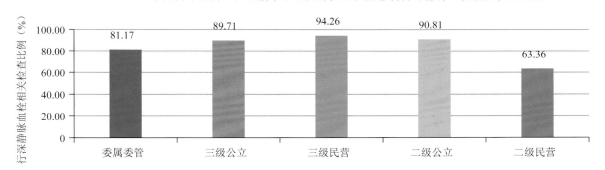

图 2-4-11　2021 年全国各类别医院肺栓塞住院患者行深静脉血栓检查比例

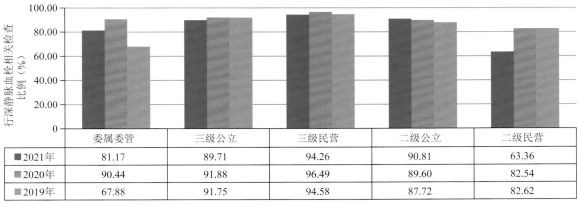

	委属委管	三级公立	三级民营	二级公立	二级民营
2021年	81.17	89.71	94.26	90.81	63.36
2020年	90.44	91.88	96.49	89.60	82.54
2019年	67.88	91.75	94.58	87.72	82.62

图 2-4-12　2019—2021 年全国各类别医院肺栓塞住院患者行深静脉血栓相关检查比例

4. 肺栓塞住院患者行危险因素分层相关检查比例

2021年全国肺栓塞住院患者行危险因素分层相关检查比例为88.04%，较2020年（90.42%）降低。其中，三级综合为88.54%，高于二级综合的85.30%；三级民营（97.02%）比例最高且高于2020年，二级民营（75.61%）最低，委属委管（92.65%）、三级公立（88.03%）和二级公立（87.02%）居中（图2-4-13～图2-4-16）。

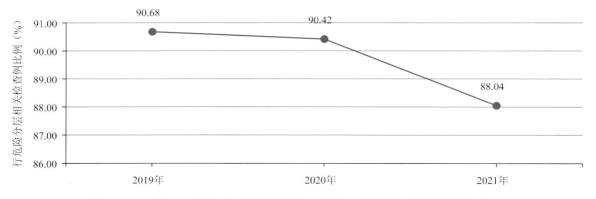

图 2-4-13　2019—2021 年全国医院肺栓塞住院患者行危险分层相关检查比例

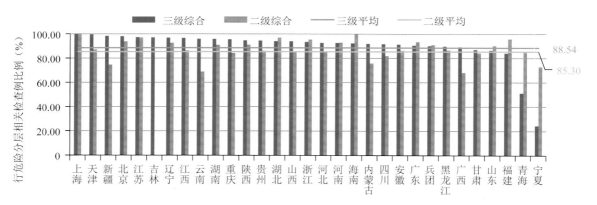

图 2-4-14　2021 年各省（自治区、直辖市）医院肺栓塞住院患者行危险因素分层相关检查比例

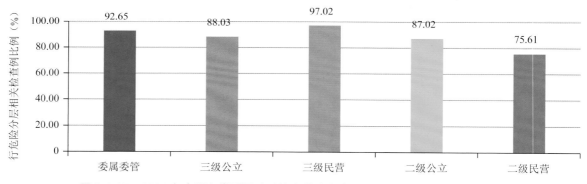

图 2-4-15　2021 年全国各类别医院肺栓塞住院患者行危险因素分层相关检查比例

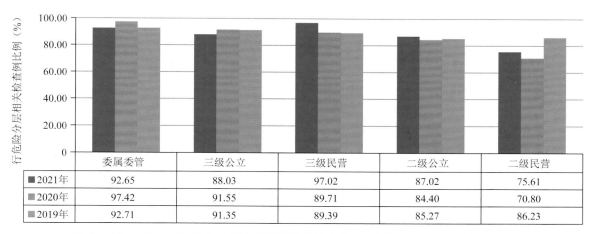

	委属委管	三级公立	三级民营	二级公立	二级民营
■2021年	92.65	88.03	97.02	87.02	75.61
▨2020年	97.42	91.55	89.71	84.40	70.80
▨2019年	92.71	91.35	89.39	85.27	86.23

图 2-4-16 2019—2021 年全国各类别医院肺栓塞住院患者行危险分层相关检查比例

5. 肺栓塞住院患者住院期间溶栓治疗比例

2021 年全国肺栓塞住院患者住院期间溶栓治疗比例为 7.82%，较 2020 年略有上升。委属委管（5.47%）和三级公立（6.56%）较低，二级公立（15.30%）最高，三级民营（9.25%）和二级民营（11.03%）比例居中（图 2-4-17 ～ 图 2-4-20）。

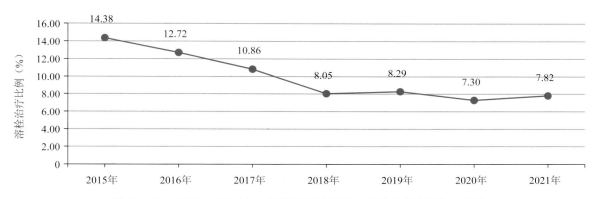

图 2-4-17 2015—2021 年全国医院院均肺栓塞住院患者溶栓治疗比例

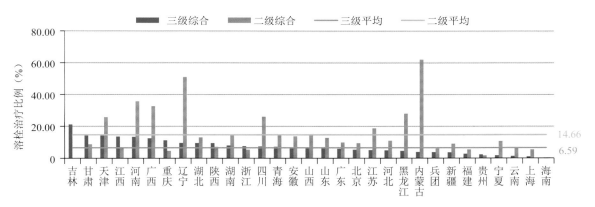

图 2-4-18 2021 年各省（自治区、直辖市）医院院均肺栓塞溶栓治疗比例

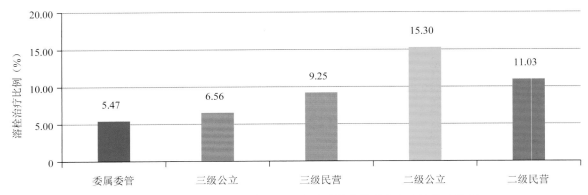

图 2-4-19　2021 年全国各类别医院院均肺栓塞住院患者溶栓治疗比例

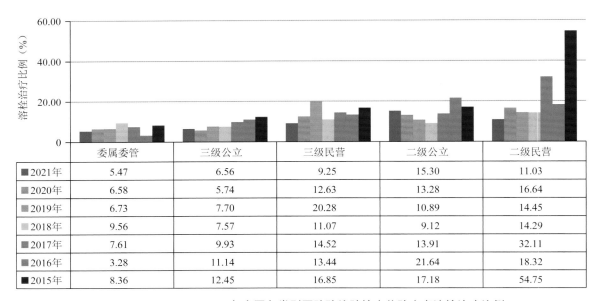

	委属委管	三级公立	三级民营	二级公立	二级民营
■2021年	5.47	6.56	9.25	15.30	11.03
■2020年	6.58	5.74	12.63	13.28	16.64
■2019年	6.73	7.70	20.28	10.89	14.45
□2018年	9.56	7.57	11.07	9.12	14.29
■2017年	7.61	9.93	14.52	13.91	32.11
■2016年	3.28	11.14	13.44	21.64	18.32
■2015年	8.36	12.45	16.85	17.18	54.75

图 2-4-20　2015—2021 年全国各类别医院院均肺栓塞住院患者溶栓治疗比例

6. 肺栓塞住院患者住院期间抗凝治疗比例

2021 年全国肺栓塞住院患者住院期间抗凝治疗比例为 90.34%。其中，三级综合为 90.85%，高于二级综合的 87.55%；三级民营（97.87%）最高且较既往 6 年上升，二级民营（63.36%）最低，委属委管、三级公立和二级公立该比例居中（图 2-4-21 ～ 图 2-4-24）。

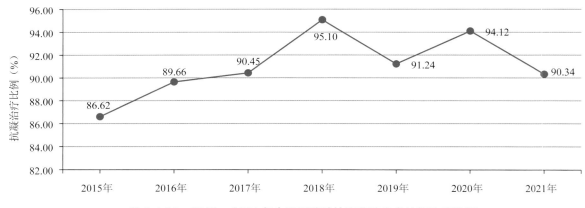

图 2-4-21　2015—2021 年全国医院肺栓塞住院患者抗凝治疗比例

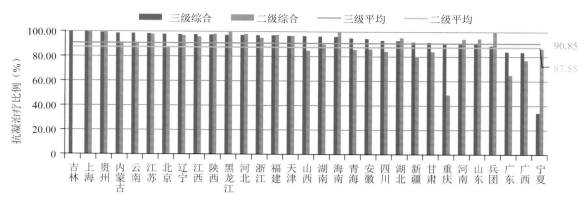

图 2-4-22 2021 年各省（自治区、直辖市）医院肺栓塞住院患者抗凝治疗比例

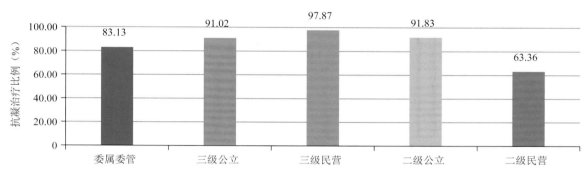

图 2-4-23 2021 年全国各类别医院肺栓塞住院患者抗凝治疗比例

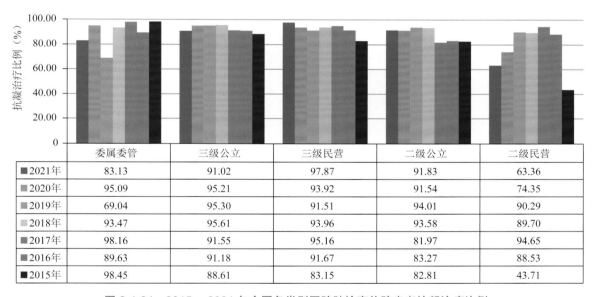

	委属委管	三级公立	三级民营	二级公立	二级民营
■2021年	83.13	91.02	97.87	91.83	63.36
■2020年	95.09	95.21	93.92	91.54	74.35
■2019年	69.04	95.30	91.51	94.01	90.29
■2018年	93.47	95.61	93.96	93.58	89.70
■2017年	98.16	91.55	95.16	81.97	94.65
■2016年	89.63	91.18	91.67	83.27	88.53
■2015年	98.45	88.61	83.15	82.81	43.71

图 2-4-24 2015—2021 年全国各类别医院肺栓塞住院患者抗凝治疗比例

7. 肺栓塞住院患者行溶栓治疗的高危患者比例

2021 年全国肺栓塞住院患者行溶栓治疗的高危患者比例为 64.11%，略低于 2020 年（68.14%）。其中，三级综合比例为 71.80%，高于二级综合的 44.97%；三级民营（83.91%）最高，二级公立（41.08%）最低，三级公立（71.55%）、二级民营（75.56%）和委属委管（64.20%）居中（图 2-4-25 ～ 图 2-4-28）。

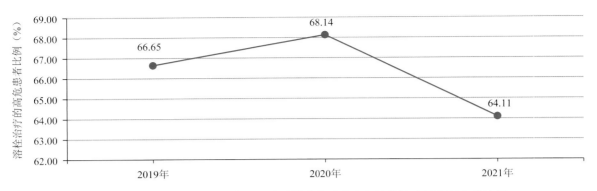

图 2-4-25 2019—2021 年全国医院肺栓塞住院患者行溶栓治疗的高危患者比例

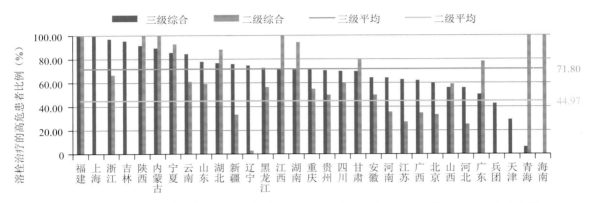

图 2-4-26 2021 年各省（自治区、直辖市）医院肺栓塞住院患者行溶栓治疗的高危患者比例

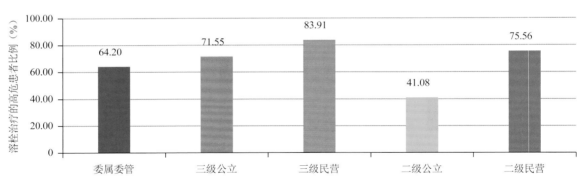

图 2-4-27 2021 年全国各类别医院肺栓塞住院患者行溶栓治疗的高危患者比例

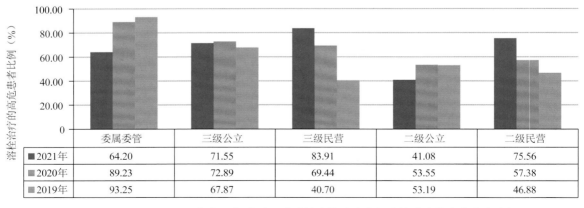

	委属委管	三级公立	三级民营	二级公立	二级民营
■2021年	64.20	71.55	83.91	41.08	75.56
▦2020年	89.23	72.89	69.44	53.55	57.38
▥2019年	93.25	67.87	40.70	53.19	46.88

图 2-4-28 2019—2021 年全国各类别医院肺栓塞住院患者行溶栓治疗的高危患者比例

8.肺栓塞住院患者出院后继续抗凝治疗比例

2021年全国肺栓塞住院患者出院后继续抗凝治疗比例为87.05%。其中，三级综合为89.78%，高于二级综合的84.31%；委属委管（80.43%）、三级公立（90.38%）、二级公立（87.46%）和三级民营（85.87%）均较高，二级民营（75.49%）最低（图2-4-29～图2-4-32）。

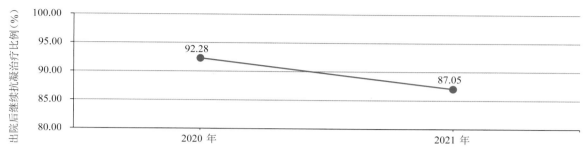

图 2-4-29　2020年与2021年全国医院肺栓塞住院患者出院后继续抗凝治疗比例

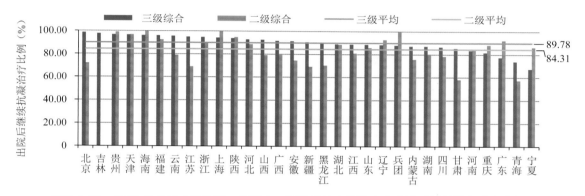

图 2-4-30　2021年各省（自治区、直辖市）医院肺栓塞住院患者出院后继续抗凝治疗比例

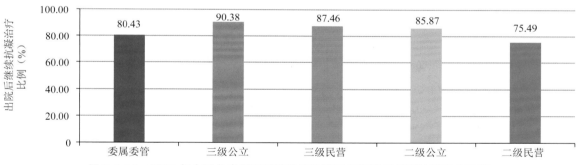

图 2-4-31　2021年全国各类别医院肺栓塞住院患者出院后继续抗凝治疗比例

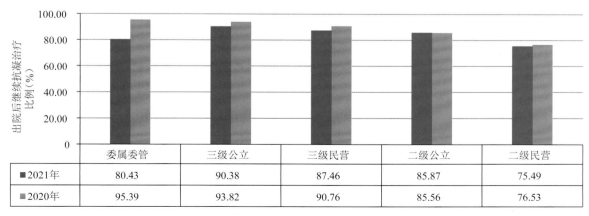

	委属委管	三级公立	三级民营	二级公立	二级民营
2021年	80.43	90.38	87.46	85.87	75.49
2020年	95.39	93.82	90.76	85.56	76.53

图 2-4-32　2020年与2021年全国各类别医院肺栓塞住院患者出院后继续抗凝治疗比例

二、肺栓塞住院患者诊治关键结局的质控情况

2021年全国肺栓塞住院患者治疗过程中发生大出血比例为0.51%。其中，三级综合为0.82%，高于二级综合的0.41%；委属委管（1.28%）较高，二级公立（0.41%）和二级民营（0.37%）较低，三级公立（0.81%）和三级民营（0.64%）居中（图2-4-33～图2-4-35）。

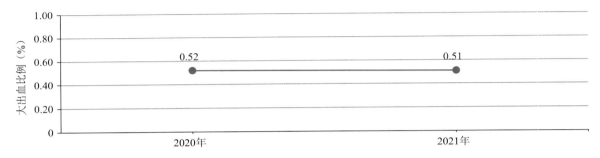

图2-4-33　2020年与2021年全国医院肺栓塞住院患者治疗过程中发生大出血比例

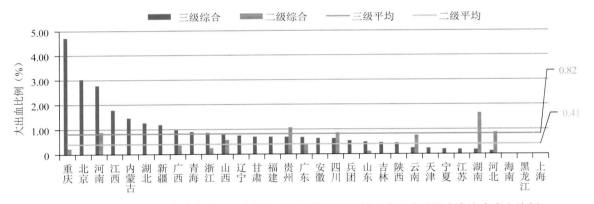

图2-4-34　2021年各省（自治区、直辖市）医院肺栓塞住院患者治疗过程中发生大出血比例

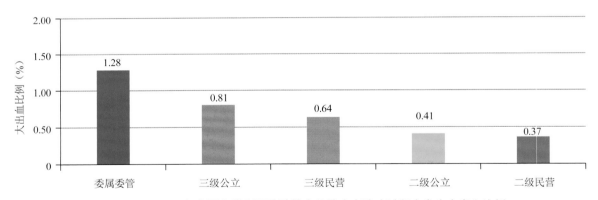

图2-4-35　2021年全国各类别医院肺栓塞住院患者治疗过程中发生大出血比例

第五节　肺结核医疗质量指标评估

1.肺结核住院患者数

本次年度调查纳入全国 30 个省（自治区、直辖市）及兵团的 1765 家医院登记的 80 695 例肺结核住院患者的数据进行分析，范围覆盖二级及以上类别的综合性医院（包括公立及民营）。

2021 年全国综合性医院院均肺结核住院患者数为 46 例，较 2020 年（56 例）减少。其中，三级综合院均 61 例，二级综合院均 28 例。委属委管院均 177 例，明显高于其他医院；公立医院明显高于民营医院（表 2-5-1，图 2-5-1 ～ 图 2-5-3）。

表 2-5-1　2021 年全国各类别医院肺结核住院患者数

医院级别	医院数量（家）	住院患者总数（例）	院均住院患者数（例）
全国	1765	80 695	46
三级综合	942	57 279	61
委属委管	22	3881	176
三级公立	836	51 563	62
三级民营	84	1835	22
二级综合	823	23 416	28
二级公立	675	21 241	31
二级民营	148	2175	15

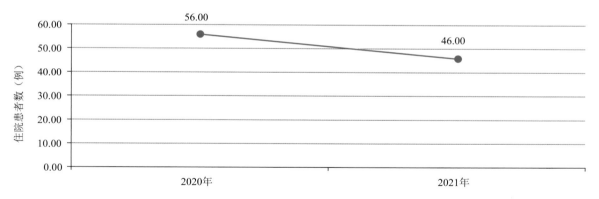

图 2-5-1　2020 年与 2021 年全国医院院均肺结核住院患者数

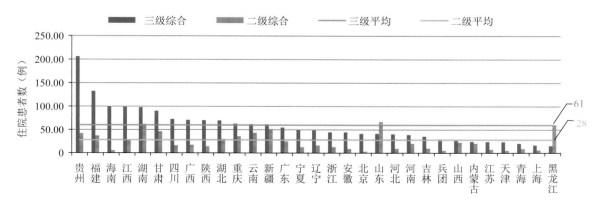

图 2-5-2　2021 年各省（自治区、直辖市）医院院均肺结核住院患者数

69

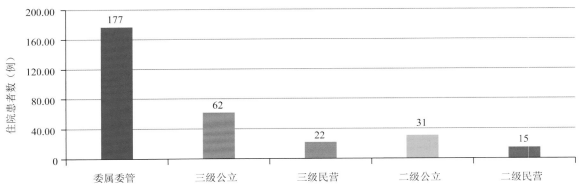

图 2-5-3　2021 年全国各类别医院院均肺结核住院患者数

2. 肺结核住院患者病原学结果阳性比例

2021 年全国肺结核住院患者病原学结果阳性比例为 49.28%。其中，三级综合为 49.52%，高于二级综合的 48.70%；三级民营（59.62%）为所有类别中最高，委属委管（30.82%）最低，其他类别医院居中（图 2-5-4 ～ 图 2-5-6）。

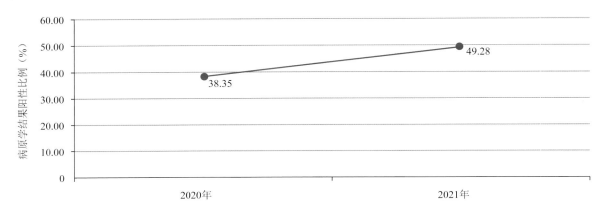

图 2-5-4　2020 年与 2021 年全国医院肺结核住院患者病原学结果阳性比例

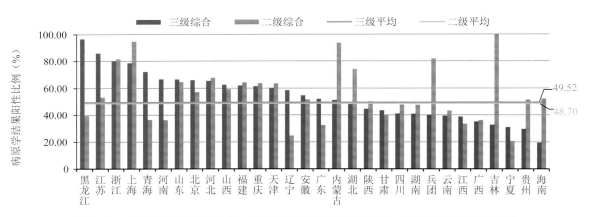

图 2-5-5　2021 年各省（自治区、直辖市）医院肺结核住院患者病原学结果阳性比例

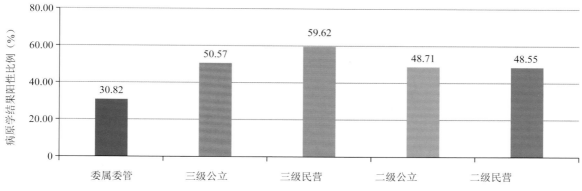

图 2-5-6 2021 年全国各类别医院肺结核住院患者病原学结果阳性比例

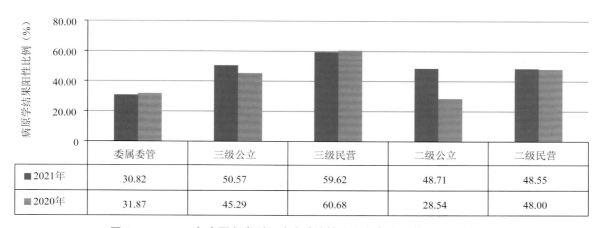

	委属委管	三级公立	三级民营	二级公立	二级民营
■2021年	30.82	50.57	59.62	48.71	48.55
■2020年	31.87	45.29	60.68	28.54	48.00

图 2-5-7 2021 年全国各类别医院病肺结核住院患者病原学结果阳性比例

第六节　可弯曲支气管镜检查医疗质量评估

一、可弯曲支气管镜检查关键环节的质控情况

1. PCCM 科可弯曲支气管镜检查患者数

本次调查的 2525 家医院中共有 1891 家医院完整上报了支气管镜检查相关指标数据，共计 1 092 950 例患者，院均支气管镜受检患者数为 578 例，为近 5 年最高值。其中，三级综合院均 986 例，明显高于二级综合的 148 例；公立医院高于民营医院，委管委属医院最高（3174 例），二级民营最低（63 例）。委属委管连续 3 年呈上升趋势，三级公立连续 5 年呈上升趋势，三级民营较 2020 年上升，二级公立及二级民营近 3 年呈下降趋势（表 2-6-1，图 2-6-1 ～ 图 2-6-4）。

表 2-6-1　2021 年全国各类别医院支气管镜检患者数

医院类别	医院数（家）	患者总数（例）	平均患者数（例）
全国	1891	1 092 950	578
三级综合	0	956 634	986
委属委管	18	57 136	3174
三级公立	871	867 187	996
三级民营	81	32 311	399
二级综合	921	136 316	148
二级公立	716	123 323	172
二级民营	205	12 993	63

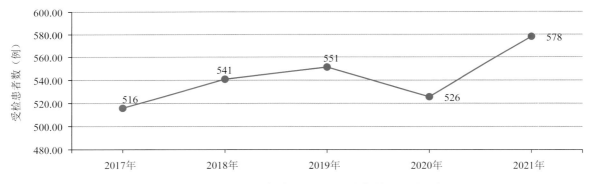

图 2-6-1　2017—2021 年全国医院院均支气管镜受检患者数

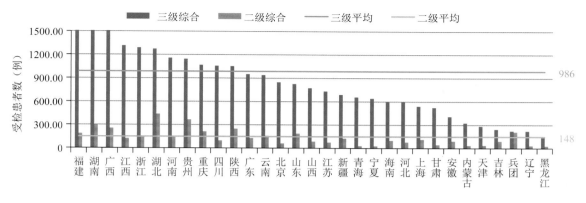

图 2-6-2 2021 年各省（自治区、直辖市）医院院均支气管镜受检患者数

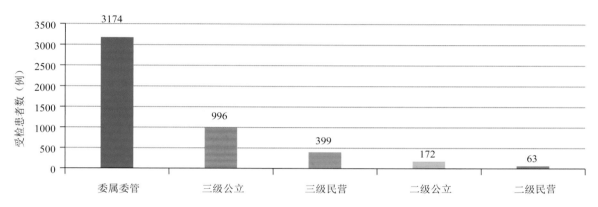

图 2-6-3 2021 年全国各类别医院院均支气管镜受检患者数

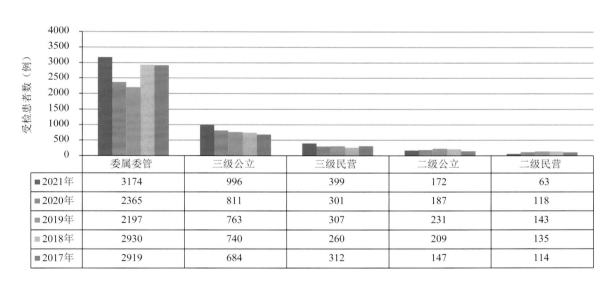

	委属委管	三级公立	三级民营	二级公立	二级民营
■2021年	3174	996	399	172	63
■2020年	2365	811	301	187	118
■2019年	2197	763	307	231	143
□2018年	2930	740	260	209	135
■2017年	2919	684	312	147	114

图 2-6-4 2017—2021 年全国各类别医院院均支气管镜受检患者数

2. PCCM 科支气管镜病理活检比例

2021 年全国 PCCM 科支气管镜病理活检比例为 28.98%，为近 5 年最低值。其中，三级综合为 29.23%，高于二级综合的 27.23%；委属委管最高（40.35%），三级民营最低（24.31%）。二级民营连续 4 年呈上升趋势，但均低于 2017 年，其他类别医院均较 2020 年下降（图 2-6-5 ～ 图 2-6-8）。

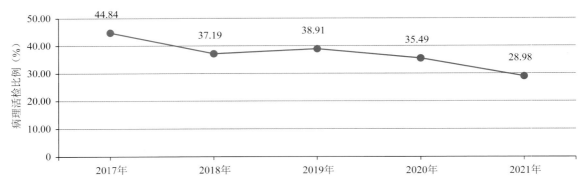

图 2-6-5　2017—2021 年全国医院院均支气管镜受检患者病理活检比例

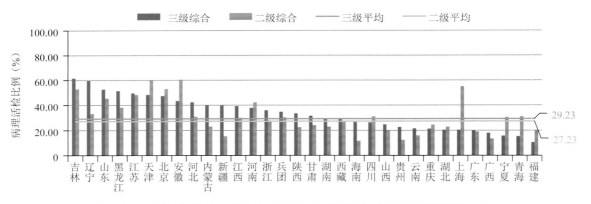

图 2-6-6　2021 年各省（自治区、直辖市）医院院均支气管镜病理活检比例

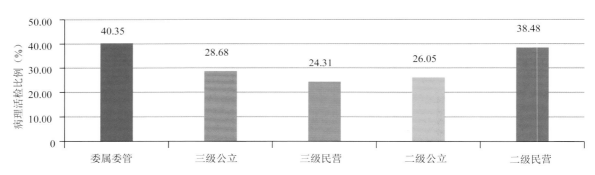

图 2-6-7　2021 年全国各类别医院院均支气管镜病理活检比例

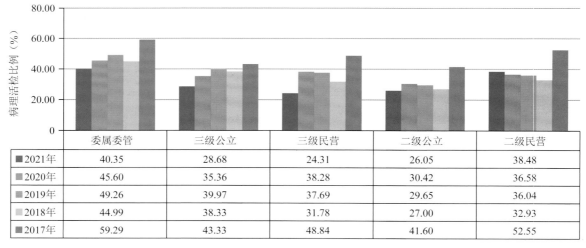

	委属委管	三级公立	三级民营	二级公立	二级民营
2021年	40.35	28.68	24.31	26.05	38.48
2020年	45.60	35.36	38.28	30.42	36.58
2019年	49.26	39.97	37.69	29.65	36.04
2018年	44.99	38.33	31.78	27.00	32.93
2017年	59.29	43.33	48.84	41.60	52.55

图 2-6-8　2017—2021 年全国各类别医院院均支气管镜病理活检比例

二、可弯曲支气管镜检查关键结局的质控情况

1. PCCM 科可弯曲支气管镜检查相关严重并发症比例

2021 年全国支气管镜检查相关严重并发症比例为 0.12%，高于 2020 年（0.10%）。其中，三级综合为 0.28%，低于二级综合的 0.09%；三级民营最低（0.04%），二级公立最高（0.29%）。委属委管、三级民营、二级民营较 2020 年下降，三级公立、二级公立较 2020 年上升（图 2-6-9 ～图 2-6-11）。

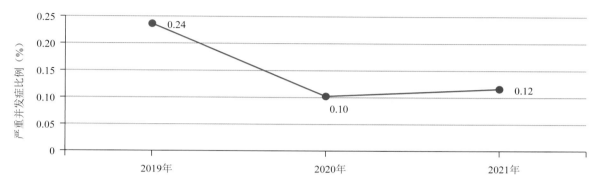

图 2-6-9　2019—2021 年医院院均呼吸内镜检查相关严重并发症比例

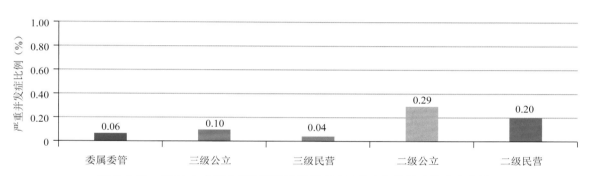

图 2-6-10　2021 年全国各类别医院院均呼吸内镜检查相关严重并发症比例

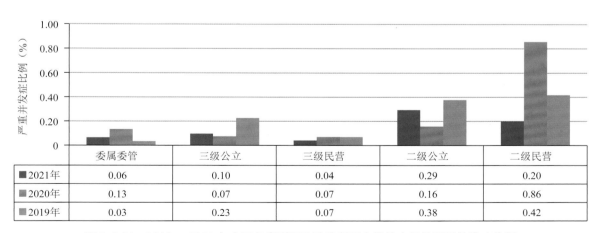

	委属委管	三级公立	三级民营	二级公立	二级民营
2021年	0.06	0.10	0.04	0.29	0.20
2020年	0.13	0.07	0.07	0.16	0.86
2019年	0.03	0.23	0.07	0.38	0.42

图 2-6-11　2019—2021 年全国各类别医院院均呼吸内镜检查相关严重并发症比例

2. PCCM 科支气管镜检查操作相关死亡率

2021 年全国 PCCM 科支气管镜检查操作相关死亡率为 0.002%，低于 2020 年的 0.006%。二级民营最高（0.012%），需要加强民营医院的操作技术规范（图 2-6-12 ～ 图 2-6-14）。

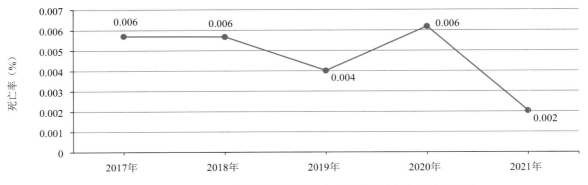

图 2-6-12　2017—2021 年全国医院院均支气管镜检查操作相关死亡率

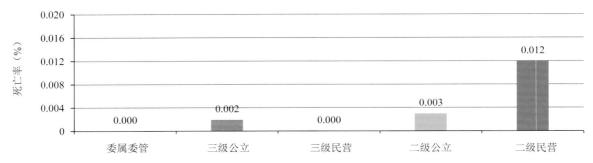

图 2-6-13　2021 年全国各类别医院院均支气管镜检查操作相关死亡率

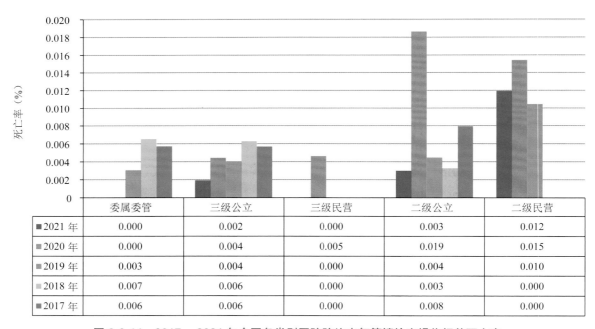

	委属委管	三级公立	三级民营	二级公立	二级民营
■2021 年	0.000	0.002	0.000	0.003	0.012
■2020 年	0.000	0.004	0.005	0.019	0.015
■2019 年	0.003	0.004	0.000	0.004	0.010
■2018 年	0.007	0.006	0.000	0.003	0.000
■2017 年	0.006	0.006	0.000	0.008	0.000

图 2-6-14　2017—2021 年全国各类别医院院均支气管镜检查操作相关死亡率

第三章

问题分析及工作重点

一、质量控制工作总体问题及工作重点

1. 对质量控制工作的重要性认识程度不足

全国大部分医疗机构尚未认识到医疗质量的重要性，限制了质量控制工作的有效开展。应认识到除临床指南外，医疗流程的不断优化和医院管理的精细化、信息化对于提升患者安全和改善预后起到指南和标准不可替代的作用。尽快加强对医疗质量和安全关键指标的监测，是规范医疗行为和提高医疗水平的重要途径和方法。

2. 不均衡性强，同质化标准化差

医疗优质资源明显集中于三级医院，患者选择倾向于三级医院，导致级别高的医院中医护人员压力大、人员相对不足问题突出。需要平衡二级、三级医院之间的医疗水平的差异，提高二级医院医疗水平，做好二级、三级医院之间的转诊分流。细化质量控制指标，分层分级管理。

3. 对呼吸慢病的系统化管理不足

从国家层面加强对慢性呼吸系统疾病防治的重视，加大对慢性呼吸系统疾病、特别是慢阻肺规范诊疗的培训力度，特别是针对基层医师，切实推动基层慢阻肺防治体系和能力建设。以基础医疗质量为抓手，以慢性病为突破口，推动分级诊疗，逐步实现基层首诊、双向转诊。应用质量管理和控制指标引领基层慢阻肺防治体系和能力建设。

4. 信息化程度低

质量控制工作要提高信息化程度，真正从系统中直接提取数据和动态监测，才能真正实现客观评价。切实实施卫生信息的数字化和标准化，采用系统集成的方法实现信息共享，服务于医疗质量和安全的监测，服务于呼吸系统疾病的质量控制、呼吸疾病诊治关键技术的质量控制及呼吸学科人才的培养。

5. 下一步工作重点

修订呼吸专业医疗质量控制指标，加强医疗质量和安全的关键指标监测是规范医疗行为和提高整体医疗水平的重要途径和方法。通过对医疗质量的结构指标、过程指标、结果指标每个环节的监测，总结提炼提高医疗质量的经验，发现问题、发现医疗隐患，为政府决策提供重要的信息，促进医疗进步、减少医疗风险。应用质量管理和控制指标推动呼吸系统疾病防治体系和能力建设。加强省级质量控制中心建设工作，在各省级呼吸质量控制中心配合下，做好二级、三级医院的分级质量控制。各省级质量控制

中心结合各省的优缺点，加强对二级医院呼吸系统疾病医疗水平的培训，使二级医院逐步承担起呼吸系统常见病的诊疗工作；加强对民营医院在慢性呼吸系统疾病诊治方面的质量监管，提高其慢性呼吸系统疾病的诊疗水平。加大对呼吸系统疾病，特别是常见病、多发病、慢性病的培训力度，推动门诊呼吸慢病的质量控制，并逐步推进呼吸慢病在基层医疗机构的规范化管理。

二、各疾病相关医疗质量问题及工作重点

1. 社区获得性肺炎

（1）本年度纳入的 2525 家医院中，有 861 家医院完整上报了社区获得性肺炎，略高于 2020 年上报比例，仍需要继续加强各单位数据填报前的培训工作。

（2）CAP 住院患者严重程度评估及病原学检查，CAP 住院患者严重程度评估二级公立、二级民营医院均较去年明显升高，病原学检查方面二级民营医院较前 5 年明显升高，提示二级医院 CAP 诊断规范性有所提高。

（3）CAP 低危患者住院率，民营医院及二级公立医院较高、委属委管医院最低，考虑民营医院在 CAP 住院指征把握上有待加强。

（4）ICU 入住率，委属委管医院最高，ICU 入住率为近 7 年中最高。三级医院中湖北最高、二级医院宁夏最高；应用无创机械通气和有创机械通气，均为委属委管医院最高，其次是三级公立医院，符合三级医院收治危重患者较多的趋势。

（5）非 ICU 住院患者使用 β 内酰胺类抗菌药物联合喹诺酮类药物，占比略低于 2020 年，委属委管医院最低，二级民营医院最高。民营医院高于同级别公立医院，民营医院的 CAP 抗感染治疗规范性仍有待培训加强。

2. 慢性阻塞性肺疾病

（1）本年度纳入的 2525 家医院中，共有 1173 家医院完整上报了慢性阻塞性肺病（慢阻肺）急性加重相关数据，较 2020 年的 1093 家稍有增加，尤其是西藏有 2 家医院完整上报慢阻肺急性加重住院数据；青海增加至 7 家三级综合医院，宁夏有 4 家二级综合医院，全国 44 家委属委管医院中增加到 21 家医院完整上报数据。各单位数据填报的培训工作仍需继续加强。

（2）本年度新纳入 4 个过程指标分别为慢阻肺急性加重住院患者胸部影像学检查比例、超声心动图检查比例、全身应用糖皮质激素治疗的比例、出院时处方长期维持吸入药物比例。①住院期间胸部影像学检查比例，三级综合医院低于二级综合医院，公立医院低于民营医院，委属委管医院比例最低，低于全国平均水平，可能与三级综合医院，尤其是委属委管医院收治的慢阻肺患者在入院前已经在其他医院诊治并行胸部影像学检查有关。②超声心动图检查比例，三级公立医院最高，三级综合医院高于二级综合医院，公立医院较民营医院高，反应了公立医院对于慢阻肺诊治过程中并发症的评估及鉴别诊断的评估更规范，但三级综合医院的平均值仅 75.95%，二级医院平均值仅 69%，仍有很大的改进空间。③慢阻肺急性加重住院患者中应用全身糖皮质激素治疗的比例，全国平均值仅 57.99%，三级综合医院的平均值 56.49%，二级综合医院的平均值为 60.86%，虽然高于 2020 年，但仍较低，而慢阻肺急性加重需要住院治疗的患者应该使用全身糖皮质激素治疗，因此还需进一步加强各级各类别医院慢阻肺急性加重住院治疗规范诊治的培训。④出院时处方了长期维持吸入药物的比例，委属委管医院低于全国平均值，二级综合医院，尤其是二级民营医院仅有 63.36%，而三级公立医院和三级民营医院均大于 80%，因此需要针对二级综合医院进行规范化诊治的培训。

（3）慢阻肺急性加重患者有创机械通气治疗的住院病死率，三级民营医院最高达到23.86%，明显高于三级综合医院的14.35%，其中，西电集团医院（83.33%）、雅安职业技术学院附属医院（75%）需要重点关注；二级综合医院中因使用有创机械通气治疗患者较少，住院病死率较高。提示需要积极向三级综合医院转诊。

3. 支气管哮喘

（1）2021年全国院均支气管哮喘住院人数较2020年升高，但低于新型冠状病毒感染疫情前水平。

（2）提高支气管哮喘诊断与评估的规范性。支气管哮喘住院患者血气分析检查、肺功能检查、血清总IgE检测的比例均较2020年升高，三级医院均高于二级医院。哮喘住院患者进行严重程度分级的比例较2020年下降，二级民营医院最低。血清总IgE检测的比例委属委管医院明显高于其他类别医院，二级医院民营最低，存在较大差异。各级医院，尤其是二级民营医院还需进一步提高支气管哮喘诊断与评估的规范性。

（3）提高支气管哮喘治疗的规范性。哮喘住院患者应用无创机械通气的比例，三级医院高于二级医院，公立医院高于民营医院，应用有创机械通气的比例三级医院高于二级医院，其中，委属委管医院应用无创或有创机械通气的比例均高于2020年，提示委属委管医院收治了更多的病情较重的患者，承担更多危重症支气管哮喘患者的救治工作。哮喘住院患者应用雾化吸入支气管扩张剂、应用全身糖皮质激素的比例委属委管医院均最低，哮喘患者出院时处方或嘱咐使用控制药物的比例较2020年下降，需要进一步规范支气管哮喘雾化支气管扩张剂、应用全身糖皮质激素及出院使用控制药物的治疗。

4. 肺栓塞

（1）本次调查数据显示2021年肺栓塞年平均住院人数委属委管医院明显高于其他类别医院，三级公立医院多于三级民营综合和二级医院，这一趋势与往年相同，提示不同地区肺栓塞患者就医时均仍趋向于选择委属委管医院和三级公立医院。

（2）2021年全国肺栓塞住院患者行确诊检查的平均比例为90.07%，显示出各级医院诊断意识和手段较强，基本能够达到诊断的要求；委属委管医院该比例最较低，仅高于二级民营医院，可能与委属委管医院患者群体的特殊性有关。

（3）2021年全国肺栓塞住院患者行深静脉相关检查的平均比例为89.02%，二级民营医院该比例在所有类别医院中最低且较往年明显下降，建议相关医院需要提高对该项指标的重视并采取改进措施。

（4）2021年全国肺栓塞住院患者行危险因素分层的比例为88.04%，二级公立和二级民营医院该比例在所有类别医院中最低且较2020年上升，相关医院还需要加强对肺栓塞危险分层重要性的意识，同时需要改善相关的检查、检验设备以更好地明确诊断精准治疗。

（5）2021年全国肺栓塞住院患者溶栓治疗的平均比例略高于2020年，但整体仍呈下降趋势，各类别医院比较中委属委管医院和三级公立医院该指标最低，提示相关医院对溶栓治疗指征把握较为严格，其他各类别医院对于溶栓治疗可能需要更加谨慎。2021年全国肺栓塞住院患者溶栓治疗的高危患者平均比例为64.11%，溶栓治疗出血风险大，指南仅推荐用于高危肺栓塞患者或者中高危患者的补救治疗。该比例偏低提示可能存在一定的治疗不规范问题，同时可能也与相关医院无法完成或未能进行危险分层有关。

（6）肺栓塞住院患者抗凝治疗的平均比例和肺栓塞住院患者出院后继续抗凝治疗的比例2项指标，二级民营医院明显低于其他类别医院，提示相关医院仍需在诊疗方面做进一步改进。

5. 肺结核

（1）肺结核患者例数方面，委属委管医院明显多于其他类别医院，公立医院明显多于民营医院，提示患者就诊时更倾向于选择公立医院，或者与不同类别医院的诊断能力有一定关系。

（2）2021年全国肺结核患者病原学结果为阳性的比例为49.28%，明显高于2020年。其中，三级公立和三级民营医院该比例较其他类别医院高，委属委管医院与二级公立医院偏低，需要进一步提高。

6. 呼吸内镜

（1）全国呼吸科可弯曲支气管镜检查例数为近5年最高值。其中，三级医院高于二级医院，公立医院高于民营医院，委管委属医院最高，二级民营医院最低，符合分级诊疗分布。

（2）可弯曲支气管镜病理活检的比例，三级医院高于二级医院。可弯曲支气管镜检查相关严重并发症的比例、可弯曲支气管镜检查操作相关死亡率三级医院低于二级医院。三级医院具备较完善的可弯曲支气管镜检查硬件设施及具有较强支气管镜操作能力的技术团队，需要进一步提高二级医院可弯曲支气管镜检查技术水平及规范过程管理。支气管镜病理活检比例为近5年最低值，三级民营医院及二级公立医院的比例较低，各级医院需进一步加强支气管镜病理活检技术。